# 子どものうつ 心の治療

外来診療のための
5ステップ・アプローチ

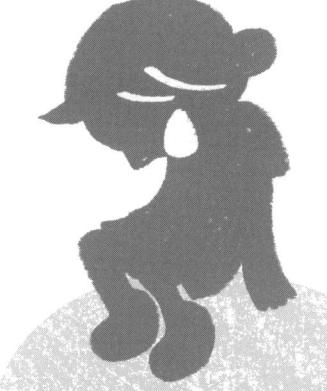

著者 傳田 健三
北海道大学大学院保健科学研究院
生活機能学分野 教授

株式会社 新興医学出版社

# Psychotherapy for children and adolescents with depression : Five-step approach

## Kenzo Denda, M.D., Ph.D.

Professor
Department of Functioning and Disability, Faculty of Health Science,
Hokkaido University

© First edition, 2014 published by
SHINKOH IGAKU SHUPPAN CO., LTD., TOKYO.
Printed & bound in Japan

## はじめに

　精神科医になって30年余りがたった。その多くの期間，児童・青年期の臨床に携わってきた。また，近年は子どものうつ病の臨床をライフワークとして行っている。児童精神科医を志していた頃と比べると，子どものうつ病の概念は大きく変貌をとげ，治療的アプローチにも大きな変化があった。そこで子どものうつ病を概観し，主にその精神療法的アプローチについて述べてみたいと考えた。

　子どものうつ病は，1980年以降に大人のうつ病の診断基準を満たす子どもの存在が認められるようになったことから注目を集めるようになった。つまり，当初は大人のうつ病と同じ概念であったのだ。その後，子どものうつ病には，注意欠如・多動性障害（ADHD），素行障害，自閉症スペクトラム障害（ASD）などの発達障害が併存しやすいことが明らかになってきた。最近では双極性障害の問題がクローズアップされている。

　治療的アプローチにおいては，薬物療法として選択的セロトニン再取り込み阻害薬（SSRI）が登場し，その効果と限界が検討された。精神療法としては，海外では認知行動療法（CBT）や対人関係療法（IPT）の有効性を示すエビデンスが報告されているが，わが国では精神療法の系統的な研究はいまだに行われていないのが現状である。そして2013年5月，アメリカ精神医学会はDSM-5（精神疾患の診断・統計マニュアル 第5版）を発刊したのである。本書でも述べるが，子どものうつ病として新たな概念が加わった。

　また，子どものうつ病概念の変遷と並行するかのように，わが国の児童精神医学界に空前の「発達障害バブル」の波が押し寄せてきたのである。近年の児童精神医学会の発表の多くは発達障害に関連した内容である。私が児童精神科医を目指して初めて参加した学会とは隔世の感がある。ただし，発達障害という診断をする際には十分な慎重さと覚悟が必要である。ADHDやASDという診断をすることによって，すなわちある枠組みを通して子どもを見ることによって，物事がくっきりと整理されて見えるような気がするものである。しかしその反面，一人ひとりの子ども固有の悩みや苦しみ，喜びや楽しみ，そして日常の生活など，大切なものが見失われてしまう危険性があることを知る必要がある。発達障害の診断が増加したことによって，子どもの精神療法に何か発展はあっただろうか。

　本書を執筆しようと考えたのは以上のような背景がある。子どものうつ病に対する精神療法的アプローチとはどのようなものなのか。一般の児童精神科外来で行うことができる精神療法とはどんなものかを考えてみた。

　現在私は小児科発達障害クリニックにおいて，週に1日，児童精神科外来を行っている（大学病院でも週に1日再来診察のみを行い，児童期に初診した患者さんをフォローしている）。その多くはうつ病の子どもであり，発達障害の傾向をもっている子どもが多い。新患は1日平均2人，再患は1日平均30人である。新患診察は1人30分，再患診察は1人15分を原則としている。正式なCBTやIPTは行っておらず，ごく一般的な精神療法的アプローチを行い，薬物療法を併用することが多い。

　私の子どものうつ病に対する精神療法は，多くの精神療法の考え方を統合し，折衷し

たアプローチである。うつ病の子どもに対する基本的な姿勢は，目の前の子どもは何を苦しんでいるのか，その苦しみはどこから生まれてくるのか，その苦しみを軽くするにはどうしたらよいか，という疑問をつねに自らに問い続けることである。そして，15分間の中で，その子どもに応じて，認知行動療法的アプローチをとり入れたり，非言語的アプローチを試みたり，家族へのアプローチを行ったりするのである。

わが国の多くの臨床家も治療環境は私とほとんど同じなのではないだろうか。CBTやIPTに興味があっても，1回1時間の面接はなかなか組み入れられないのが現状である。現実に即して考えると，1回15分間の精神療法的アプローチをいかに計画的に，目的を明確にしながら行っていくかが重要なポイントなのではないかと思う。その意味では，ごく普通の，きわめて常識的な精神療法的アプローチである。

本書は大きく4章から構成されている。第1章では，子どものうつ病の最前線について詳しく述べた。DSM-5のうつ病の考え方，新しい概念，子どもの双極性障害などについて解説した。第2章では，子どもの精神療法について，その基本的な考え方を述べた。いわば総論である。第2～4章では3症例を提示し，私の治療の実際を紹介した。症例Aは，私がうつ病の子どもに対する精神療法の基本形と考えている「5ステップ・アプローチ」を紹介した。症例Bは，当初はうつ病で受診し，その後青年期になって解離性障害が顕著になり，最終的には双極性障害に発展した長期経過を示した。症例Cは，非言語的アプローチをとり入れた症例である。青年期以降の経過も含めて紹介し，生き方を問い直す契機としてのうつ病について言及した。なお，症例の提示に際し，掲載することに関してその主旨を十分に説明し，本人および家族の同意を得た。また，プライバシー保護のため，匿名性が保たれるように十分に配慮した。

本書は以上の構成からなっている。本書が多くのうつ病に関わる臨床家，およびうつ病に苦しむ子どもたちとご家族にとって何らかの気づきにつながり，お役に立つことができれば幸いである。

2014年3月吉日

傳田健三

# 目次

はじめに……………………………………………………………………………………………3

## ■ 第1章　子どものうつ病最前線……………………………………………………9

### Part 1　子どものうつ病はどんな病気か……………………………………………10
　Ⅰ　子どものうつ病の国際基準……………………………………………………10
　Ⅱ　気分障害の中のうつ病…………………………………………………………11
　Ⅲ　うつ病（大うつ病性障害）の9つの症状……………………………………13
　Ⅳ　併存障害（comorbidity）……………………………………………………17
　Ⅴ　子どものうつ病の疫学…………………………………………………………17
　Ⅵ　子どものうつ病の経過と予後…………………………………………………17
　Ⅶ　子どもの双極性障害……………………………………………………………18

### Part 2　子どものうつ病最前線―DSM-5をめぐって―……………………………21
　Ⅰ　DSM-5のうつ病…………………………………………………………………21
　Ⅱ　重篤気分調節症（DMDD）とはどんな疾患か………………………………21

### Part 3　子どものうつ病に対する治療ガイドライン………………………………28
　Ⅰ　うつ病治療ガイドライン………………………………………………………28
　Ⅱ　児童・青年期の大うつ病性障害に対する薬物療法…………………………28
　Ⅲ　児童・青年期のうつ病に対する精神療法……………………………………31
　Ⅳ　児童・青年期のうつ病性障害に対する治療ガイドライン…………………32
　Ⅴ　子どもの双極性障害の治療……………………………………………………34

## ■ 第2章　子どものうつ病の精神療法……………………………………………41

### Part 1　子どもの精神療法の基本的な考え方………………………………………42
　Ⅰ　子どもの心に出会うこと………………………………………………………42
　Ⅱ　子どもの精神療法的アプローチの基本方針…………………………………48

### Part 2　子どものうつ病への精神療法―認知行動療法と対人関係療法―………57
　Ⅰ　認知行動療法（CBT）…………………………………………………………57
　Ⅱ　対人関係療法（IPT）…………………………………………………………71

Part 3　子どものうつ病に対する5ステップ・アプローチ……………………80
　Ⅰ　5ステップ・アプローチとは何か………………………………………80
　Ⅱ　5ステップ・アプローチの実際…………………………………………81
　Ⅲ　子どものうつ病に対する5ステップ・アプローチの進め方…………86

# 第3章　子どものうつ病と家族へのアプローチ……………………99

Part 1　家族へのアプローチの基本的な考え方……………………………100

Part 2　精神療法的アプローチと家族へのアプローチ……………………106
　Ⅰ　解離を繰り返したうつ病女性の長期経過………………………………106
　Ⅱ　治療経過……………………………………………………………………107
　Ⅲ　治療的アプローチについて………………………………………………110

# 第4章　子どものうつ病と非言語的アプローチ……………………117

Part 1　子どもに対する非言語的アプローチ………………………………118
　Ⅰ　非言語的アプローチとは何か……………………………………………118
　Ⅱ　子どもにとって遊びはどのような意味をもつか………………………118
　Ⅲ　非言語的アプローチの理論的背景………………………………………118
　Ⅳ　非言語的アプローチの実際………………………………………………119
　Ⅴ　非言語的アプローチを介して何が表現されるのか……………………120
　Ⅵ　非言語的アプローチにおける自由と制限について……………………121
　Ⅶ　非言語的アプローチの治療的意義………………………………………122

Part 2　非言語的アプローチによる治療……………………………………125
　Ⅰ　スクィグルを用いた11歳男児の治療過程……………………………125
　Ⅱ　治療経過……………………………………………………………………127
　Ⅲ　スクィグルの精神療法的意義……………………………………………133
　Ⅳ　非言語的アプローチによる客観性の発達促進機制……………………136
　Ⅴ　非言語的アプローチの展望………………………………………………138

Part 3　非言語的アプローチにみる子どものうつ病………………………140
　Ⅰ　症例Cのその後の経過……………………………………………………140
　Ⅱ　現病歴………………………………………………………………………140
　Ⅲ　治療経過……………………………………………………………………141
　Ⅳ　症例Cから子どものうつ病を考える……………………………………142

**コラム** Talk Talk

自殺の少ない町 …………………………………………………………………………… 20
誰かに相談する才能 ……………………………………………………………………… 27
子どもの自己評価 ………………………………………………………………………… 105
「新型うつ病」とは何か ………………………………………………………………… 124
「ディメンジョナルな診断」とは何か ………………………………………………… 139
うつ病とリワーク ………………………………………………………………………… 145

索　　引 …………………………………………………………………………………… 147

あとがき …………………………………………………………………………………… 151

# 第1章
# 子どものうつ病最前線

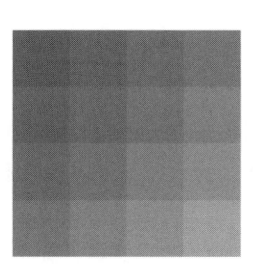

Part 1　子どものうつ病はどんな病気か

Part 2　子どものうつ病最前線―DSM-5をめぐって―

Part 3　子どものうつ病に対する治療ガイドライン

# Part 1　子どものうつ病はどんな病気か

## I　子どものうつ病の国際基準

　　　　アメリカ精神医学会は「精神疾患の診断・統計マニュアル：Diagnostic and statistical manual of mental disorders（DSM）」を発刊している。精神疾患の症状および診断基準を詳細に記述したものであり，これが現在の精神医学診断の世界基準になっているといってよいだろう。2013年5月，その第5版（DSM-5）[1]が発刊された。その内容についてはPart2で詳しく述べるが，ここではDSMにおいて子どものうつ病はどのように考えられているかを解説したいと思う。

　　　子どものうつ病はこのDSMと密接な関係がある。「はじめに」で少し触れたが，1980年以前には「子どもにうつ病はほとんど存在しない」と考えられてきた。1980年にDSM-III[2]と呼ばれる第3版が作成され，操作的診断基準が確立されたのである。その特徴は，内科や外科の診断基準と同様に，症状が並列的に列挙され，「9つの症状のうち5つ以上があれば」というように，誰でも操作的に診断を下すことができるものである。それを子どもに当てはめてみたら，うつ病の診断基準を満たす子どもがたくさんいることが明らかとなったのである。その意味で，子どものうつ病は操作的診断基準が確立されたことによって初めてその存在が証明された疾患であるということもできる。

　　　さて，医学における診断分類には，「病気の原因（病因）に基づいて分類する立場」と「病因には触れずに表に現れた症状に基づいて分類する立場」がある。一般に，精神科以外の医学領域の分類は病因に基づくものが多く，精神医学においてもそうした試みがこれまで繰り返し行われてきた。しかしながら，精神医学の疾患の多くはその病因がいまだに完全に解明されているわけではなく，さまざまな要因（生物学的，心理学的，社会文化的要因）が複雑に関連して生ずるものであると考えられている。

　　　こうした実情を考慮して，DSM-IIIでは表に現れた特徴的な症状に焦点を当てた診断分類が採用されたのである。そして，記憶や判断能力などの認知に障害が現れている場合には「認知症」や「健忘障害」，幻覚や妄想などの精神病症状が現れている場合には統合失調症などの「精神病性障害」，気分に障害が認められる場合には「気分障害」，不安が強く現れている場合には「不安障害」というように，中心になっている症状にあわせて診断していく方法がとられたのである。また，テキストブックにはエビデンスに基づいた有病率，検査所見，経過，家族発現様式，鑑別診断などの情報が豊富に盛り込まれた。症状についても細かく具体的に記述されており，それに基づいた診断基準に沿って診断が下されるシステムになっている。さらに，精神症状による診断だけでなく，パーソナリティの問題，身体疾患，ストレス要因，社会的な機能の水準などについて多面的に評価する多軸診断が採用されたのである。

　　　しかしながら，病因に基づいた診断ではないため，いじめなどの大きなストレスによっ

て生じたうつ状態も，とくにきっかけがなく自然に生じたうつ状態も，症状が診断基準を満たせば，同じ「大うつ病性障害」という診断名がつくことになる。有用であるが問題も含んだ診断基準ということができる。

## Ⅱ　気分障害の中のうつ病

　DSM-IV[3]の分類ではうつ病は気分障害のカテゴリーに含まれた。気分障害という分類は気分が中心的な問題になっている障害を意味する（**表1**）。気分障害は，大きくうつ病性障害と双極性障害の2つに分類されている。うつ病性障害は，気分が落ち込む「抑うつ気分」や，何をしても興味が持てず楽しめない「興味・喜びの喪失」のために著明な苦痛を感じたり，日常生活に支障が生じている状態である。

　一方，躁状態が現れてくるような状態は双極性障害と診断する。躁状態は非常に元気がよくなって何でもできると思い込む状態である。気分爽快で自分一人で何でもできるように感じられたりする。いらだたしい気分が中心の場合もある。以前は躁うつ病と呼ばれていた。

　**表2**にDSM-5[1]における「うつ病（大うつ病性障害）」の診断基準を示す。主な症状および基本的な診断基準はこれまでのDSM-IVと変わりはない。DSM-5では，次に説明する9つの抑うつ症状のうち，「抑うつ気分」か「興味・喜びの喪失」かのどちらかの症状を含めて5つ以上の症状が2週間以上続いていて，そのために社会的な機能が果たせなくなっていたり，著しい苦痛を感じたりしている状態をうつ病（大うつ病性障害）と診断する。子どもにおいても原則としてこの診断基準が用いられるが，小児・青年期における特記事項として，

　①抑うつ気分はイライラ感であってもよい
　②体重減少は，期待される体重増加がみられない場合でもよい

とされている。

　あらためてじっくりと診断基準を読んでみると，うつ病（大うつ病性障害）の診断基準を完全に満たす子どもはかなり重症であるということがわかる。ここで5つ以上の症状が2週間以上続いている必要があるという点はきわめて重要である。さらに，それら

**表1　気分障害の分類**

■うつ病性障害（うつ状態だけ）
 1. 大うつ病性障害：強いうつ状態
 2. 気分変調性障害：うつ状態は軽度だが，2年以上続いている
　　　　　　　　　　（小児期や青年期においては，少なくとも1年以上続く）
 3. 特定不能のうつ病性障害：上記に当てはまらないうつ病性障害
■双極性障害（躁状態の時期がある）
 1. 双極Ⅰ型障害：入院が必要なほどの強い躁状態
 2. 双極Ⅱ型障害：軽度の躁状態（軽躁状態）
 3. 気分循環性障害：躁状態もうつ状態も軽度だが，2年以上続いている
　　　　　　　　　　（小児期や青年期においては，少なくとも1年以上続く）
 4. 特定不能の双極性障害：上記に当てはまらない双極性障害

## 表2 DSM-5におけるうつ病（大うつ病性障害）の診断基準

A. 以下の症状のうち5つ（またはそれ以上）が同じ2週間の間に存在し，病前の状態から変化を起こしている；これらの症状のうち少なくとも1つは，(1) 抑うつ気分または (2) 興味または喜びの喪失である。
   注：明らかに他の身体疾患による症状は含まれない。
   1. その人自身の言明（例えば，悲しみまたは空虚感を感じる）か，他者の観察（例えば涙を流しているように見える）によって示されている，ほとんど1日中，ほとんど毎日の抑うつ気分。
      注：小児や青年ではイライラした気分もありうる。
   2. ほとんど1日中，ほとんど毎日の，すべて，またはほとんどすべての活動における興味，喜びの著しい減退（その人の言明または他者の観察によって示される）。
   3. 食事療法をしていないのに，著しい体重減少あるいは体重増加（例えば，1ヵ月で体重の5％以上の変化），またはほとんど毎日の，食欲の減退または増加。
      注：小児の場合，期待される体重増加がみられないことも考慮せよ。
   4. ほとんど毎日の不眠または睡眠過多。
   5. ほとんど毎日の精神運動性の焦燥または制止（他者によって観察可能で，ただ単に落ち着きがないとか，のろくなったという主観的感覚ではないもの）。
   6. ほとんど毎日の易疲労感，または気力の減退。
   7. ほとんど毎日の無価値感，または過剰であるか不適切な罪責感（妄想的であることもある。単に自分をとがめたり，病気になったことに対する罪の意識ではない）。
   8. 思考力や集中力の減退，または決断困難がほとんど毎日認められる（その人自身の言明による，または他者によって観察される）。
   9. 死についての反復思考（死の恐怖だけではない），特別な計画はないが反復的な自殺念慮，または自殺企図，または自殺するためのはっきりとした計画。
B. 症状は臨床的に著しい苦痛，または社会的，職業的，または他の重要な領域における機能の障害を引き起こしている。
C. 症状は，物質の直接的な生理学的作用，または一般身体疾患によるものではない。
   注：診断基準A〜Cが抑うつエピソードに相当する。
   注：重大な喪失への反応（死別，破産，自然災害による喪失，重篤な身体疾患あるいは障害）は，基準Aに示されるような強い悲しみの感情，喪失についての反復思考，不眠，食欲不振，そして体重低下を含むことがあり，それはうつ病エピソードと近似するかもしれない。しかし，そのような症状が喪失に対する理解可能なあるいは相応な反応であっても，抑うつエピソードが存在すれば，重大な喪失に対する正常な反応に抑うつエピソードが重複したと慎重に判断すべきである。この決定に際しては，喪失ということに対する個人の病歴や悲嘆を表現する文化的状況を基礎にした臨床的な判断をする訓練が必要である[1]。
D. 大うつ病性障害の発症は，統合失調感情障害，統合失調症，統合失調症様障害，妄想性障害，あるいは他の特定されるおよび特定されない統合失調症スペクトラム，および他の精神病性障害ではうまく説明されない。
E. これまで躁病性あるいは軽躁病性エピソードを発症したことがない。
   注：この除外診断は，躁病様あるいは軽躁病様エピソードすべてが，物質誘発性あるいは他の身体疾患の生理学的影響によるものである場合には適用されない。

[1] 悲嘆と抑うつエピソードの区別において，悲嘆では優勢な感情は空虚感と喪失感であり，一方抑うつエピソードでは抑うつ気分が続き，幸せや喜びを感じることができない状態であると考えることが有用である。悲嘆における不快気分は数日から数週にわたって波を持ちながらその強さは減弱していく。いわゆる悲嘆の痛みである。これらの波は亡くなった人について考えたり思い出したりすることと関連があるように思われる。抑うつエピソードの抑うつ気分はより持続的で，特別な考えや心配事とは関連がない。悲嘆の痛みは，抑うつエピソードの特徴である広範な不幸感や苦しみとは性質が異なり，ポジティブな感情やユーモアと関連がある。悲嘆に関連がある思考内容は，一般的に亡くなった人関する考えや思い出に占められる特徴がある。一方抑うつエピソードにおいては自分を責めたり，悲観的な考えの反復が特徴的である。悲嘆においては自己評価は保持されるが，抑うつエピソードでは無価値感や自己嫌悪感が一般的である。もし悲嘆に自己侮蔑的な考えが存在する場合は，典型的には亡くなった人に対して負い目を感じていると考えられる（例えば，十分に会っていなかった，亡くなった人がどれほど愛されていたかを彼／彼女に話していないなど）。もし本人が死や死ぬことを考えるなら，そのような考えは一般的に亡くなった人に，あるいは亡くなった人と「一緒」にいることに焦点が当たっているが，抑うつエピソードにおいては，そのような死の考えは，無意味感，命に対する無価値感，うつの苦痛への対処ができないことによる自分自身の終わりに焦点が当たっているのである。

コード番号のつけ方と記載の方法
　うつ病の診断分類コード番号は，単一エピソードか反復性エピソードか，現在の重症度，精神病性の特徴の存在，そして寛解の状態に基づいている。現在の重症度と精神病性の特徴は抑うつエピソードの診断基準を現在すべて満たしているかによってのみ示される。寛解の特別用語は抑うつエピソードの診断基準を現在示していないことによってのみ示される。コード番号は以下の通りである。

| 重症度/経過の特定用語 | 単一エピソード | 反復性エピソード* |
| --- | --- | --- |
| 軽度 | 296.21（F32.0） | 296.31（F33.0） |
| 中等度 | 296.22（F32.1） | 296.32（F33.1） |
| 重度 | 296.23（F32.2） | 296.33（F33.2） |
| 精神病性の特徴** | 296.24（F32.3） | 296.34（F33.3） |
| 部分寛解 | 296.25（F32.4） | 296.35（F33.41） |
| 寛解 | 296.26（F32.5） | 296.36（F33.42） |
| 特定不能 | 296.20（F32.9） | 296.30（F33.9） |

*反復性と考えられるエピソードにおいては，エピソードの間欠期は少なくとも連続した2ヵ月間が存在し，その間は抑うつエピソードの診断基準を満たさないことが必要である。
**精神病性の特徴が存在すれば，「精神病性の特徴」のコードはエピソードの重症度に関係なくつけてよい。

　診断名の記載の方法に関しては，以下の順番にしたがって記載する：うつ病，単一エピソードか反復性エピソード，重症度／精神病性／寛解の特定用語，必要であれば以下の特定用語をつける。
特定用語：
　不安性の苦痛（with anxious distress）
　混合性の特徴（with mixed features）
　メランコリアの特徴（with melancholic features）
　非定型の特徴（with atypical features）
　気分に一致する精神病性の特徴（with mood-congruent psychotic features）
　気分に一致しない精神病性の特徴（with mood-incongruent psychotic features）
　緊張病（with catatonia）
　周産期発症（with peripartum onset）
　季節型（with seasonal pattern）

（American Psychiatric Association：Diagnostic and Statistical Manual of Mental Disorders, 5th Edition（DSM-5）. American Psychiatric Association, Washington, DC, 2013[1]）より引用）

の症状がほとんど1日中，ほとんど毎日存在するのである。嫌なことがあって，1〜2日ほど落ち込んだりふさぎ込んだり，眠れなくなったり食欲が低下したりするのは，誰にでもある健康範囲の落ち込みである。しかし，それらの5つ以上の症状が2週間以上，かつほとんど1日中，ほとんど毎日続く場合は，きちんとした治療が必要だということになる。

## Ⅲ　うつ病（大うつ病性障害）の9つの症状

　DSM-5では，「抑うつ気分」と「興味または喜びの喪失」をうつ病（大うつ病性障害）の基本症状としている。診断のためにはこの2つの症状のいずれかが存在しなくてはならない。以下にうつ病（大うつ病性障害）の9つの症状を解説しながら，とくに子ども

のうつ病の臨床的特徴について述べてみたい[4]。

## ① 抑うつ気分

　抑うつ気分は，本人自身から「憂うつ」「悲しい」「希望のない」「気落ちした」「落ち込んだ」などと表現されることが多い。人によってはこうした気持をことばでは表現することはないが，今にも泣き出しそうな表情や憔悴しきった雰囲気から周囲の人に気づかれることもある。一般にこうした症状は朝に強く，午後から夕方にかけて幾分楽になってくることが少なくない。

　このように憂うつになると，抑うつ気分を訴えるよりも，身体のだるさや痛みなどの身体の不調や，怒りっぽくなるなどのイライラ感が表面に現れて，抑うつ感が目立たなくなることがある。

　子どもの場合はとくにその傾向が強い。「憂うつ」や「悲しみ」を自覚して，しかもそれをことばにして表現できるようになるためには，心の中の体験を客観的に理解，認識できなくてはならないが，そうした力が育つのは思春期以降になると思われる。したがって，思春期前の子どもは，抑うつの体験をことばではなくイライラ感や行動で表現することが多いのである。その結果，イライラして周囲の人にあたったり，落ち着きなく動き回ったりするようになる。

　こうしたときに，周囲の大人はそうした行動を「わがまま」と誤解してしまうことが多い。本人の苦しみを性格の問題と取り違えてしまうのである。そうした行動の裏にある子どもたちの真の気持ちを見落とさないことが重要である。

## ② 興味・喜びの喪失

　これまで楽しめていた趣味や活動に対して興味が持てなくなり，楽しめなくなることは，程度の差はあれほとんどの人で存在する。自分の世界に引きこもってしまい，休みの日に欠かしたことがなかった外出もしなくなる。音楽を聴くのが好きだった人が，好きな音楽を聴いても以前のような感動を覚えなくなり，映画やDVDを観るのが好きだった人が，映画やDVDを観る気がしなくなり楽しめなくなる。

　子どもの場合も，これまで楽しんで熱中していた野球やサッカーに誘われても参加しなくなり，家に閉じこもりがちになる。好きな漫画を読んだり，ゲームをすることはできるという子どももいるが，詳しく話を聞くと，以前ほど楽しめなくなり，時間も短くなっている場合がほとんどである。

　このように自分の世界に閉じこもるようになるのは何をやってもおもしろくないからなのである。子どもの場合はこの変化から親が異変に気づくことが多い。

## ③ 食欲の減退または増加

　うつ病では食欲が低下することが多い。好きなものも美味しく食べることができなくなる。「何を食べても，美味しくなく，味がしない」「食べなくてはならないと思い，無理して食べている」と訴える人もいる。食欲不振のために体重が減少することも少なくない。1ヵ月に4〜5kgも体重が減少してしまうこともある。子どもの場合は，成長期にあるため本来は自然に体重が増加するはずである。そのため，期待される体重増加がない場合も食欲不振の徴候と考える。

一方，それとは逆に食欲が亢進することもある。突然過食の衝動にかられたり，甘いものやお菓子などが無性に食べたくなることもある。そのため体重が増加してしまうこともある。

　若い女性の場合には，食欲が極端に減少し急激に体重が減ると，摂食障害ではないか，拒食症ではないかといわれて受診する場合がある。しかし詳しく話を聞くと，体重を減らそうとして意図的にダイエットを行っているのではなく，うつ病のために食欲が低下して体重が減少しているということがある。また，双方が併存している場合もあるので注意が必要である。

### ④ 睡眠障害（不眠または過眠）

　うつ病では不眠がしばしば出現する。寝つきが悪くなる人（入眠障害）や，夜中に目が醒めてしまう人（中途覚醒）や，朝早く目が醒めてしまう人（早朝覚醒）や，悪夢にうなされる人などさまざまである。

　とくに，中途覚醒や早朝覚醒がうつ病に特有の不眠といわれる。途中で目が醒めても，なかなか再入眠ができない。睡眠の質が悪くなり，熟睡感が得られないのである。また，朝起きにくいことも重要である。うつ病の人はとくに朝の調子が悪い。朝早く目が醒めてもすぐに起きあがれるわけではなく，布団の中で悶々と思い悩んでいることが多い。

　不眠とは逆に過眠傾向になる人もいる。夜の睡眠が極端に長くなり，日中も寝てばかりといった過眠症状が出現することがある。しかし，睡眠時間が長くなっても熟睡感はなく，睡眠の質が悪いことがわかる。

　うつ病は，食欲や睡眠といった人間にとって一番重要で基本的な欲求の障害で気づかれることが多い。とくに健康な子どもに食欲障害や睡眠障害はほとんど起こることはないので，「食欲がなくなって眠れない」という症状が1週間以上続く場合は，うつ病を疑う必要がある。

### ⑤ 精神運動の障害（強い焦燥感あるいは運動の制止）

　うつ病になると，身体の動きが遅くなったり，のろくなったり，口数が減ったり，声が小さくなったりすることがある。このような状態を「精神運動制止」という。それが極端になると，ほとんど寝たきりになったり，返答にも答えることができずにボーッとした状態が続くことがある（うつ病性昏迷状態）。子どもの場合も，ことばでうまく表現できない場合や知的障害がある場合など，このような症状によって気づかれることもある。

　逆に，じっとしていられないほど焦燥感が強くなったり，イライラして足踏みをしたり，落ち着きなく身体を動かしたりするようになることもある。このように焦燥感が強くなっているときには，表面的には動きがあって活動的に見えるので，周囲からはうつとは気づかれにくいこともあるので注意が必要である。

　子どものうつ病でも，イライラ感や焦燥感が強く，じっとしていられない状態を呈することがある。イライラ感は子どものうつ病の特徴といってもよいのである。イライラ感や焦燥感を訴える子どもをみたら，その背後にうつ状態が潜んでいる可能性を考える必要がある。

## ⑥ 疲れやすさ，気力の減退

疲れやすさや気力の減退はうつ病の人のほとんどにみられる症状である。身体を動かしていないのにひどく疲れたり，身体が重く感じられて，最低限の仕事さえかなりの努力を要するようにみえる。また，気力が低下して何もする気にならなかったり，洋服を着るといった日常的なことにさえ非常に時間がかかったりする。本人は一生懸命に頑張っているのに，まったく能率が上がらない状態となる。

子どものうつ病でも，疲れやすさや気力の減退はほとんどの子どもにみられる。いつもは身なりや清潔さに注意が行き届いている女の子が，「朝の洗面やお風呂に入ることさえ億劫だ」というような場合はうつ病を疑う必要がある。

## ⑦ 強い罪責感，無価値感

うつ病になると，根拠がないのに自分を責めたり，過去の些細な出来事を思い出しては繰り返し思い悩んだりするようになる。1つのことをくよくよ考えて何回も他人に確認をしたりするようになることもある。さらには，関係のないまたはとるに足らない小さな出来事を自分のせいであると解釈したり，不運な出来事を自分の責任であると感じたりする。また，自分には価値がないと思い込み，自己評価が極端に低いことが少なくない。

子どものうつ病でも強い罪責感や無価値感がみられることがある。ずっと以前に学校でおかした些細な失敗をくよくよ悩んで，周囲を驚かせることもある。

## ⑧ 思考力や集中力の低下

うつ病になると，注意が散漫になって，思考力や集中力が低下してくるようになる。そのために，仕事が以前のように進まなくなったり，学校の成績が落ちたりするようになる。また，決断力が低下して，些細なことでもあれこれ考えて何も決断できなくなる。

子どものうつ病でも，思考力や集中力の低下はしばしばみられる。本を読むことが大好きな子どもが，「活字が読めなくなった」「本を読んでも同じところばかり読んでなかなか進まない」などといったり，ゲームをしていても「頭が働かなくなった」というようになる。

## ⑨ 死への思い

うつ病が重くなると，気分が落ち込んでつらくてたまらなくなり，死んだ方がましだと考えるようになる。このような考えが，ときどき短時間だけふっと頭に浮かぶだけのこともあれば，「死」に対する考えが頭から離れず，実際に自殺の具体的な方法を計画したり，試みたりすることもある。

うつ病の人の自殺はどの状態でも危険性があるが，一般的には，うつ病が少しよくなった回復期に危険性が高まるといわれている。気分が沈み込んで何をする元気もなくなっているときには，死のうと思ってもそれを実行に移すだけの気力もない状態と考えられる。しかし，少し症状が回復し気力が出てくると，死にたいと考えれば，その気持ちを行動に移せるようになってしまうのである。子どものうつ病でも自殺の危険性はつねに考慮しなくてはならない問題である。

## IV 併存障害 （comorbidity）

　子どものうつ病の多くの症例には，さまざまな併存障害が認められる。子どものうつ病は単独で出現するよりも他の精神障害と併存して出現する場合の方が多いのである。Angold & Costello[5]は，これまで報告された文献の中で，構造化面接とDSM-IIIあるいはDSM-III-Rが用いられた疫学研究を調査し，児童・青年期のうつ病性障害の併存障害を検討した。一般人口におけるうつ病性障害の併存障害は高率に存在し，素行障害（CD）および反抗挑戦性障害（ODD）は21～83％，不安障害は30～75％，注意欠如・多動性障害（ADHD）は0～57.1％に合併していた。臨床研究でも同様の結果となっており，CDが6～40％，不安障害が8～86％，ADHDは13～24％に合併していたという。

　DSM-IVでは，児童期のうつ病性障害には，破壊的行動障害，ADHD，不安障害が併存しやすく，青年期のうつ病性障害には，破壊的行動障害，ADHD，不安障害，物質関連障害，摂食障害が合併しやすいとしている。われわれの研究[6]では，児童期，青年期ともに広汎性発達障害の併存が多かった。

## V 子どものうつ病の疫学

　Harrington[7]は，子どものうつ病の総説において，これまでの研究をまとめると，子どものうつ病の6ヵ月有病率は，児童期（12歳未満）では0.5～2.5％，青年期（12～17歳）では2.0～8.0％の範囲にあると述べている。また，Costelloら[8]による最近のメタ解析によると，有病率は児童期において2.8％，青年期においては5.9％と見積もられている。アメリカで行われた大規模な疫学調査[9]では，15歳における有病率は成人のそれとほぼ同じという結果となっている。いずれにしろ，最近数十年のエビデンスから，児童・青年期のうつ病の有病率は増加し，平均発症年齢が低下したことは明らかである[10]。

　性差については，成人のうつ病でみられる女性が男性の2倍の有病率を持つ傾向は，青年期中～後期に明らかになってくる。児童期では男女比は1対1か，男子の方が多いことが報告されている。

## VI 子どものうつ病の経過と予後

　これまでの研究をまとめると，児童・青年期の大うつ病性障害は1～2年で軽快する症例が多いが，その後再発する可能性が高い。また，大人になってもうつ病を再発しやすく，何らかの精神科的治療を必要とする場合が多いと考えられる。

　Fombonneら[11,12]は，17歳以下の大うつ病性障害149例（うつ病単独群96例，CD併存群53例）を対象として20年後の予後調査を行った。成人におけるうつ病の再発率は高く，大うつ病の再発は62.4％，うつ病（大うつ病性障害，小うつ病性障害，気分変調性障害）の再発は75.2％であった。うつ病単独群とCD併存群に差はなかった。しかし，CD併存群において，薬物依存，アルコール依存，反社会的人格障害の併存が多かった。全体における自殺率は2.45％（6例）であり，全対象の44.3％は生涯に1度は自殺を企図していた。CD併存群では，自殺行動，犯罪などのより広範な社会機能障害が認められた。

子どものうつ病は，児童期発症のうつ病と青年期発症のうつ病に大別することが可能である。児童期発症のうつ病は青年期発症のうつ病に比べて，発症頻度は少なく，男子優位（あるいは男女差なし）を示し，他の精神障害（とくに，ADHD，ODD，CD）を併存することが多く，家族機能の障害（虐待など）と強く関連し，成人のうつ病へ移行する可能性が少ないと考えられている。一方，青年期発症のうつ病は児童期発症型とは対照的に，発症率は高く，成人の発症率に近似している。女性優位であり，ADHD，ODD，CDなどの併存率は少なく，家族機能の障害が少ないのに対して気分障害の家族歴が高い。成人のうつ病へ移行する可能性が高く，その予後もうつ病の予後に一致していくと考えられている。このように，近年の研究によると，児童期発症のうつ病は青年期以降に発症するうつ病と異なる臨床単位である可能性がある[13]。

## VII 子どもの双極性障害

かつて，児童期発症の双極性障害はほとんど存在しないと考えられてきた。しかしここ数年にわたり，米国の一部の研究者を中心に，児童期・前青年期の双極性障害に関する論文が数多く報告されるようになった。さらに，その臨床像はこれまで認識されていた成人における躁うつ病像，すなわち躁病相とうつ病相の明らかな対比，その明瞭な交代と月単位の周期，各病相に特徴的な臨床症状などの古典的な病像とは大きく異なり，子ども特有の臨床像を呈することが明らかになってきたのである。その特徴を述べてみたい[14]。

### ■うつ症状と躁症状のきわめて急速な交代

子どもの双極性障害の第1の特徴は，うつ症状と躁症状のきわめて急速な交代である。Gellerら[15]によれば，平均8.1歳で発症した，平均11.0歳の小児双極性障害児60名のうち，50名（83.3％）が急速交代型，超急速交代型，あるいは日内交代型であり，そのほとんど（45名）を占める日内交代型では，年間の病相回数は平均1,440回で，1日平均4回の病相がみられたという。DSM-IV-TR[16]では特定不能の双極性障害と診断されることになる。

### ■明瞭な区別がなく，症状が混在する多彩な病態

第2の特徴は，とくに躁病エピソードにおいて，うつ病相と躁病相が明瞭に区別しにくく，双方の症状が混在する多彩な病態を示すことである。いわゆる混合状態であるが，DSM-IV-TRの混合性エピソードの診断基準を完全には満たさない場合が多い。

具体的な躁病エピソードの症状としては，易刺激性（irritability），気分変動，情緒不安定，攻撃性，衝動性などである。このうち，とくに易刺激性が最も特徴的であるという意見もある[17]。

## ■他の精神障害を併存しやすい

　第3の特徴は，他の精神障害，とくに ADHD，ODD，CD などの破壊的行動障害を併存しやすいことである。その他の併存障害としては，不安障害，物質乱用障害が多い。報告はさまざまであるが，児童・青年期の双極性障害の少なくとも 3/4 に明らかな併存障害が存在するといわれている。

　小児の双極性障害は，いまだに議論の多い病態である。しかし，そのような状態を呈する子どもは間違いなく存在し，彼らの多くをわれわれはこれまで見逃してきた。また，彼らはやはり双極性障害というカテゴリーに含まれうるもので，かつ治療抵抗性で，臨床的にも基礎的にも研究の必要性があることは間違いのない事実である。今後のさらなる研究が望まれる。

## ■文　献

1) American Psychiatric Association：Diagnostic and Statistical Manual of Mental Disorders, 5th Edition（DSM-5）. American Psychiatric Association, Washington, DC, 2013

2) American Psychiatric Association：Diagnostic and Statistical Manual of Mental Disorders, 3rd Edition（DSM-III）. American Psychiatric Association, Washington, DC, 1980

3) American Psychiatric Association：Diagnostic and Statistical Manual of Mental Disorders, 4th Edition（DSM-IV）. American Psychiatric Association, Washington, DC, 1994

4) 大野　裕：「うつ」を治す．PHP 新書，東京，2000

5) Angold A, Costello EJ：Depressive comorbidity in children and adolescents：empirical, theoretical, and methodological issues. Am J Psychiatry 150：1779-1791, 1993

6) 佐藤祐基，傳田健三，石川　丹：児童・青年期の大うつ病性障害の comorbidity に関する臨床的研究．児童青年精神医学とその近接領域 54：27-41, 2013

7) Harrington R：Affective disorders. In：Rutter M, Taylor E, Hersov L（Eds）：Child and Adolescent Psychiatry:Modern Approaches, 3rd edition. pp 330-350, Blackwell Science, Oxford, 1994

8) Costello EJ, Erkanli A, Angold A：Is there an epidemic of child and adolescent depression? J Child Psychol Psychiatry 47：1263-1271, 2006

9) Hasin DS, Goodwin RD, Stinson FS, et al.：Epidemiology of major depressive disorder：Results from the National Epidemiologic Survey on alcoholism and related conditions. Arch Gen Psychiatry 62：1097-1106, 2005

10) Goodman R, Scott S：Child Psychiatry, 2nd edition. Blackwell Publishing, Oxford, 2005

11) Fombonne E, Wostear G, Cooper V, et al.：The Maudsley long-term follow-up of child and adolescent depression. 1. Psychiatric outcomes in adulthood. Br J Psychiatry 179：210-217, 2001

12) Fombonne E, Wostear G, Cooper V, et al.：The Maudsley long-term follow-up of child and adolescent depression. 2. Suicidality, criminality and social dysfunction in adulthood. Br J Psychiatry 179：218-223, 2001

13) Harrington R：Affective disorders. In：Rutter M, Taylor E（Eds）：Child and Adolescent Psychiatry, 4th edition. pp 463-485, Blackwell Science, Oxford, 2002

14) 傳田健三：子どもの双極性障害－DSM-5への展望－．金剛出版，東京，2011
15) Geller B, Williams M, Zimerman B, et al.：Prepubertal and early adolescent bipolarity differentiate from ADHD by manic symptoms, grandiose delusions, ultra-rapid or ultradian cycling. J Affect Disord 51：81-91, 1998
16) American Psychiatric Association：Diagnostic and Statistical Manual of Mental Disorders, 4th Edition Text Revision（DSM-IV-TR）. American Psychiatric Association, Washington, DC, 2000
17) Biederman J, Faraone S, Mick E, et al.：Attention-deficit hyperactivity disorder and juvenile mania：an overlooked comorbidity? J Am Acad Child Adolesc Psychiatry 35, 997-1008, 1996

## Talk Talk 自殺の少ない町

　わが国に自殺の少ないまれな町がある。それは徳島県の太平洋岸に位置する旧海部町（現・海陽町）である。暖かい地域性の影響かと思ったが，近隣にはむしろ自殺率が非常に高い町村も存在する。

　海部町には以下のような特徴があった。①コミュニティは地縁，血縁が強くなく，緩やかにつながっていた。②身内意識が強くなかった。③周囲に気軽に助けを求める風土が培われていた。④他者への評価は人物評価が第一であった。⑤意欲的な政治参画が見られた。⑥主観的な格差感が小さかった。

　これまで自殺を予防するためには，地域のつながりを緊密にして，身内意識を強めることが重要であると考えられてきたため，意外であった。しかし，身内意識が強すぎると，逆に「弱みを見せたくない」という心理が働き，真の悩みを相談しにくいこともあるのだろう。

　最も参考になったことは，周囲に助けを求める（援助希求）風土が培われ，自然に行われていることであった。海部町には「病，市に出せ（悩みを抱え込まずに助けを求めよ）」ということわざがあるという。問題が早期に発見され，早期に対応される環境ができあがっているのだ。

　もう1つ印象的だったことは，この町の住民の自己効力感の強さである。自己効力感とは周囲で起きている事柄に対して自分が何らかの働きかけができると信じる力を指す。海部町では自ら積極的に参画することで政治を左右できると信じている人が多く，人物を評価する際に身内や縁ではなく人物本位に考える人が多かった。自己効力感はうつ病や自殺を抑制する重要な要因である。

　海部町の試みは，自殺は社会全体で予防可能な現象であることをつくづく感じさせるものであった（岡　檀：生き心地の良い町．講談社，2013を参照）。

# Part 2　子どものうつ病最前線
## ―DSM-5をめぐって―

## I　DSM-5のうつ病

　2013年5月，アメリカ精神医学会はDSM-5[1]を発刊した。気分障害全体ではいくつかの重要な改訂が行われた[2]。主な変更点の1つとしては，気分障害という大枠の名称はなくなり，「双極性および関連障害群」と「抑うつ障害群」に分離されたことである。また，抑うつ障害群の中に「重篤気分調節症（Disruptive Mood Dysregulation Disorder：DMDD）」という新たな概念も加わった。この概念は子どものうつ病に関連する重要な問題を含んでいる。詳細は後述する。その他の重要なポイントとしては，「混合性エピソード」の改訂がある。これまでの「混合性エピソード」は双極I型障害にのみ適用される概念であったが，この「混合性エピソード」を廃止し，躁病エピソード，軽躁病エピソード，およびうつ病エピソードに，それぞれ混合型の特定用語（Mixed Features Specifier）をつけることができるようになったのである。さらに，これまで特定不能のうつ病性障害に含まれていた「月経前不快気分症」が正式なうつ病性障害の1つの疾患名として昇格した。

　DSM-5における「うつ病（大うつ病性障害）」の主な症状および診断基準はこれまでのDSM-IV-TR[3]と概ね同じである。児童・青年期における特記事項も変わりはなかった。ただし注釈として，悲嘆（grief）と抑うつエピソードとの区別を詳細に解説した上で，死別反応をうつ病（大うつ病性障害）の除外診断とはせずに，死別反応であってもうつ病（大うつ病性障害）の診断基準を満たせば大うつ病性障害と診断できることになったのである。

　なお，本Partでの病名・用語表記は「DSM-5病名・用語翻訳ガイドライン」（日本精神神経学会，2014）に従った。

## II　重篤気分調節症（DMDD）とはどんな疾患か

　重篤気分調節症（DMDD）は今回のDSM-5刊行において最も注目を集めた障害の1つである。その理由としては，
　　①これまで記述されてこなかった概念であること
　　②小児の双極性障害との鑑別における鍵概念であること
　　③抑うつ障害群の章に含まれたこと
などである。その意味でも議論が多く，今後の検討の余地が残された概念であるといえる[2]。

**表3 重篤気分調節症（DMDD）の診断基準**

A. 言語（例：ことばによる怒り）および／あるいは行動（例：人や物に対する身体的攻撃）によって明らかになる重度で反復するかんしゃく発作によって特徴づけられ，それは状況や刺激に対して強さや期間において不釣り合いなほど著しい。
B. かんしゃく発作は発達のレベルに相応しないものである。
C. かんしゃく発作は，平均すると週に3回あるいはそれ以上の頻度で起きる。
D. かんしゃく発作の間欠期の気分は，1日のほとんどかつほぼ毎日，持続的にイライラ感あるいは怒りで占められる。それは他人（両親，教師，友達など）から見てもわかる程度である。
E. 基準A〜Dが12ヵ月以上持続している。その間，3ヵ月以上にわたり基準A〜Dの症状がない時期がない。
F. 基準AおよびDは，少なくとも3つの状況（家庭，学校，友達の中）のうち2つで存在し，少なくとも1つの状況では重度である。
G. 6歳未満あるいは18歳以後に初めて診断がなされることはない。
H. 生育歴や観察から，基準A〜Eの発症年齢は10歳前である。
I. 持続期間を除いて，躁病あるいは軽躁病エピソードの診断を満たすすべての症状が，他と区別できる状態で1日以上持続したことはない。
　注：発達的に相応な高揚気分，例えば明らかに気分が高まる出来事やその期待の文脈の中で起こるような気分は，躁病あるいは軽躁病の症状として捉えるべきではない。
J. 行動は，大うつ病性障害のエピソード経過中に限定して起こるものではなく，他の精神障害（自閉スペクトラム症，PTSD，分離不安症，持続性抑うつ障害［ディスチミア］など）によってうまく説明できるものではない。
　注：この診断は反抗挑発症，間欠爆発症，あるいは双極性障害と併存することはできない。しかし，大うつ病性障害，ADHD，素行症，および物質使用障害と併存することはできる。このDMDDと反抗挑発症の双方の診断基準を満たす場合は，DMDDのみの診断をつけるべきである。過去に躁病あるいは軽躁病エピソードを経験している場合はDMDDの診断をつけるべきではない。
K. 症状は薬物乱用の直接的な生理学的作用，または他の医学的あるいは神経障害によるものではない。

（American Psychiatric Association：Diagnostic and Statistical Manual of Mental Disorders, 5th Edition (DSM-5). American Psychiatric Association, Washington, DC, 2013[1]より引用）

## ■ DMDDの臨床像

### 1）病態の特徴

　表3にDMDDの診断基準を示した。DMDDの第1の臨床的特徴は，通常のストレッサーに対する重度で反復するかんしゃく発作である。そのかんしゃく発作は発達レベルに相応しないものであり，週に3回以上という高頻度で起きる。もう1つの特徴は，かんしゃく発作の間欠期においても，イライラ感あるいは怒りの感情がほぼ毎日，ほとんど1日中持続することである。

　上記の症状は12ヵ月以上持続し，少なくとも3つの状況（家庭，学校，友達の中）のうち2つで存在する。発症年齢は10歳前であり，6歳未満および18歳以後に初めて診断がなされることはない。

　すなわち，いつもイライラして不機嫌で，何かきっかけがあるとかんしゃく発作が出

現する状態が1年以上続くという病態である。

## 2）有病率

　　DSM-5ではDMDDの有病率は不明であるとしながら、6ヵ月～1年有病率はおそらく2～5%程度だろうとしている。これは後述するSevere Mood Dysregulation（SMD）[4]という概念のデータを基礎としていると思われる。また、有病率は男子に高くみられ、女子は低いとしているが、それはうつ病性障害とも双極性障害とも異なり、いわゆる発達障害と近似している。

　　年齢に関連した変化も特徴的である。DMDDは児童期、青年期では一般的に見られるが、青年から成人へ移行するにつれて一般的に見られなくなっていくという。これもうつ病性障害や双極性障害とは異なり、いわゆる発達障害の経過と近似している。

## 3）鑑別診断

　　DMDD診断において最も難しいのは鑑別診断である。DSM-5でも最も多くの紙面を割いている。とくに双極性障害と反抗挑発症（ODD）との鑑別に細心の注意が必要である。

### ①双極性障害との鑑別

　　小児の双極性障害とDMDDとの基本的な相違点は中心となる症状の縦断的な経過である。双極I型障害およびII型障害の症状は、子どもの普段の状態とは異なる、明らかに分離したエピソード性の気分の障害である。躁病エピソードのとき、気分の変化は始まりと同時に、あるいは悪化と同時に、認知的、行動的、生理学的症状として起こる。子どもの気分や行動が普通の状態とは明らかに異なるため、はっきりと他と区別できる時間を同定することができる。一方、DMDDの症状は持続的であり、何ヵ月にもわたって存在する。ある程度の変動はあるが、重篤で慢性的な易刺激性が特徴的な症状なのである。

　　もう1つの重要な鑑別点は、高揚気分あるいは開放気分と誇大気分が存在するかどうかである。これらの症状は双極性障害の最も基本的な症状であるが、DMDDにおいては存在しない。

### ②反抗挑発症（ODD）との鑑別

　　ODDの症状はDMDDの子どもにも出現するが、DMDDの気分の症状はODDの子どもに出現することは少ない。つまり、DMDDの診断基準を満たす子どもの多くはODDの診断も満たすが、逆は真ではないのである。ODDの子どもがDMDDの診断基準も満たすのはわずか15%である。そのような双方の診断基準を満たす子どもはDMDDのみの診断となるのである。DMDDの子どもはODDの子どもと比較して、症状の中により顕著な気分の要素が含まれているのである。もちろん、DMDDの子どもは気分の問題だけでなく、行動面でも多くの問題を抱えていることはいうまでもない。

### ③ADHD、うつ病、不安症、自閉スペクトラム症（ASD）との鑑別

　　DMDDとADHD、うつ病、不安症、ASDは併存診断が可能であるため、明らかに双方が併存する場合がある。しかしながら、そのかんしゃくがADHD、うつ病、不安症の文脈においてのみ生じている場合はDMDDという診断はつかない。また、ASDの子どもがこだわりを妨害されてかんしゃく発作を起こすことがしばしばあるが、そのような場合のかんしゃく発作はASDの二次的な症状と考え、DMDDの診断はつけるべきでない。

④間欠爆発症との鑑別

間欠爆発症の症状をもつ子どもは，DMDDの子どもと似ているがより激しいかんしゃくの爆発を示す。しかしながら，DMDDと異なる点は，かんしゃくの爆発の間欠期において気分の不調は認められないことである。加えて，間欠爆発症は症状が3ヵ月しか持続しないのに比べてDMDDは12ヵ月以上も持続することである。これらの2つの病態は同じ子どもに同時に診断してはならない。

## 4）併存障害（comorbidity）

DMDDの併存障害の割合はきわめて高率である。DMDD単独で診断される子どもはむしろまれである。最も高率に認められる併存障害は上述のODDであるが，双方が併存する場合はDMDDのみの診断になる。DMDDにおける併存障害の特徴は，それが高率であることだけでなく，その範囲が多様であることである。破壊的行動障害，うつ病，不安症，そしてASDというように広範囲にわたっている。併存診断ができない疾患は，ODD，双極性障害，間欠爆発症である。また，過去に躁病あるいは軽躁病エピソードを経験している子どもの場合はDMDDの診断をつけるべきではないとされている。

## ■ DMDD概念成立の背景

DMDD概念成立の背景としては以下の3点にまとめることができる[2]。

第1に，近年の児童精神医学における双極性障害と診断される子どもたちの明らかな増加という問題である。この背景には，一部の児童精神科医と研究者が独自の診断基準を用いて児童期双極性障害の診断を始めたことが関連している。すなわちDMDDという新しい診断の導入は，児童期双極性障害という診断名の濫用および混乱という事態が生じていることに対する防衛措置といえるだろう。

第2に，成人の双極性障害とは異なる児童期特有の双極性障害のタイプを新たに作ることは妥当かという問題である。上述したように，一部の児童精神科医と研究者が独自の診断基準を用いて児童期双極性障害を診断し始め，その概念が次第に拡大，拡散している傾向がみられていた。しかしながら，一方で，児童期，前青年期，青年期においても，典型的な成人型の双極性障害を示す症例が少ないながらも明らかに存在することもまた事実なのである。したがってDSM-5においては，児童期特有の双極性障害のタイプを新たに作ることには否定的であったと理解してよいだろう。

第3に，「重度の非エピソード性の易刺激性（severe, non-episodic irritability）」は児童期に特有の双極性障害のタイプなのかという問題である。Biedermanら[5]は，児童期特有の双極性障害は古典的な高揚気分をもつエピソード性のタイプではなく，重度の非エピソード性の易刺激性をもつタイプが特徴的であると主張しているのである。すなわち，この「重度の非エピソード性の易刺激性」がDMDD概念の中核であり，これが児童期双極性障害と関連があるのか，あるいはそうではないのかという議論が展開されたのである。

## ■ DMDD概念を導入した理由

上記のような背景から，児童期双極性障害の発達的表現型として「重度の非エピソー

ド性の易刺激性」が妥当であるかについて検討が行われたのである。この境界領域の研究を促進するために，アメリカ国立精神衛生研究所（NIMH）のLeibenluftら[4]によってSevere Mood Dysreguration（SMD）という概念が提唱された。SMDの特徴は，「重度の非エピソード性（慢性）の易刺激性」「ストレスに対する怒りの爆発」「過覚醒症状（ADHD様症状）」である。

SMD診断がつく子どもはとても多いと報告されている。Brotmanら[6]によると，一般の9〜19歳の児童・青年の中に（N=1,420），SMDと診断される子どもは3.3%も存在し，フォローアップ時点での転帰においては双極性障害には発展せず，単極性うつ病との親和性が強かったのである。そして，SMDの子どもの85%はADHD，素行症（CD），ODDの診断基準も満たしていた。また，これまで提出されたさまざまな研究を総合すると，SMDの児童・青年は，転帰，性差，家族歴，病態生理学などの側面においてDSM-IV-TR[3]の古典的な双極性障害とは異なっていたのである。

DMDDはこのSMDをモデルとしているが，「過覚醒症状（ADHD様症状）」が診断基準に含まれないという点で異なるものである。SMDの過覚醒症状はADHDの併存の問題とからんでくるのである。とくに，新しい診断基準に過覚醒症状を含めると，ADHDの併存が増加することが予想された。さらに，ADHDを併存しないDMDDの子どもが診断されない可能性があるため，過覚醒症状を入れないことにしたとのことである。しかしながら，SMDとDMDDは非常に近似の概念であり，SMDに関するさまざまなデータがDMDDの妥当性の検証に使われたのである。

さて，DSM-5の中にDMDDという新たな診断カテゴリーを導入した理由としては以下のことが考えられる。第1に，SMD/DMDDの症例は少なからず存在するが，DSM-IV-TRでは該当する診断基準がないことがあげられる。第2に，現在までに明らかになっている転帰は，先にも述べたように双極性障害ではなく単極性うつ病と関連するため，本質的には気分障害に属する病態と考えられることである。第3に，ADHD，CD，ODDと併存することが多いが，病態の本質は気分障害であるため，破壊的行動障害の項目には入れなかったのである。

## ■DMDDの妥当性について

以上の背景と理由からDMDDという新しい診断が作られたのである。結論からいうと，DMDDは児童期双極性障害とは異なる概念である。DMDDの症状のみでは双極性障害と診断することはできず，さらに，DMDDの子どもが典型的な躁病エピソードを示した場合は，DMDDではなく双極性障害の診断となるのである。それでは，DSM-5ではなぜDMDDを双極性障害とは異なる概念としたのであろうか。以下にその妥当性について述べてみたい。

### 1）双極性障害への連続性がない

もしSMD/DMDDが本当に児童期の双極性障害の表現型であるならば，この状態であると診断された子どもたちは，大人になったときに典型的な双極性障害に発展していなければならない。この仮説を支持するデータは今のところないのである。すなわち，SMD/DMDDと同じ状態を児童期に呈した子どもたちは（彼らはしばしば間違って双極

性障害と診断されていたのだが），青年期あるいは成人期に至っても典型的な双極性障害には発展しないのである．その代わり，先に述べたように，彼らは双極性障害ではなく，単極性うつ病との親和性が強い．すなわち，気分障害のカテゴリーに入る病態であることは事実のようである．

その他の SMD の転帰研究として，Stringaris ら[7]は 84 例の SMD を 28 ヵ月間フォローアップしたところ，躁状態あるいは混合状態を呈したものはわずか 1 例のみ（1.2%）であったと報告している．一方，古典的な双極性障害の子どもの転帰は，93 例中 58 例（62.4%）がフォローアップ中に躁状態あるいは混合状態を呈したという．ただし，SMD の研究はおもに NIMH で行われており，その他の機関からの報告はほとんどないのが現状である．

## 2）生物学的指標が異なる

現在までのところ，児童期双極性障害の生物学的指標の研究が確立されているわけではない．また，SMD/DMDD の生物学的指標の研究もまだ予備的なものが多く，十分に検討されていない．しかしながら，これまで報告された研究では，表情認知機能や遂行注意機能などの認知機能，あるいは扁桃体活動において，SMD と双極性障害は異なった反応を示す結果が報告されている．SMD/DMDD が児童期双極性障害であるならば，その生物学的指標は近似するはずであるが，現在までそれを支持する報告はなされていないのである．

## 3）患者背景が異なる

患者背景においても，SMD/DMDD と双極性障害は異なっている．一般に古典的な双極性障害において性差は認められない．しかしながら，児童期双極性障害の外来患者統計では，女性が 66.5% と多いのである．一方，SMD においては有意に男子が多いこと（疫学的には 77.6%，臨床症例では 66.7%）が報告されている．また，家族研究においては，双極性障害患者の親は SMD 患者の親よりも双極性障害に罹患している可能性が高かったという．

## 4）治療と研究に強い影響を与える新しいカテゴリーが必要であった

DMDD という概念の登場は，DMDD の特徴である「重度の非エピソード性の易刺激性」は双極性障害とは異なるものであることを明らかにした．これによって，この状態を呈する子どもの原因，臨床像，治療に関する研究が促進されるだろう．これは治療のために大きな意味をもっている．例えば，双極性障害の標準的な治療は DMDD をもつ子どもにおいては有効とはいえないのである．DMDD は双極性障害ではないと明確に示すことにより，研究者はこれまで行っていた双極性障害に対する治療を再考し，より有効な介入方法を探求することになるだろう．

## ■今後の展望

今回の DMDD という概念の登場は，やや唐突であり，政治的決着の印象がぬぐえないところもある．しかし，このような症例が存在することは間違いのない事実である．今ま

で私たちはこのような症例に対して，ADHD および広汎性発達障害（特定不能が多い），あるいは ODD と診断していた可能性がある。今後，DMDD の正確な有病率，他の精神障害との関係などについての臨床的研究が不可欠である。また，縦断的経過や転帰などの長期的な観察も必要である。さらに，正しい治療の方法を検討していかなければならない。

## ■ 文　献

1) American Psychiatric Association：Diagnostic and Statistical Manual of Mental Disorders, 5th Edition（DSM-5）. American Psychiatric Association, Washington, DC, 2013
2) 傳田健三：子どもの双極性障害―DSM-5 への展望―．金剛出版，東京，2011
3) American Psychiatric Association：Diagnostic and Statistical Manual of Mental Disorders, 4th Edition Text Revision（DSM-IV-TR）. American Psychiatric Association, Washington, DC, 2000
4) Leibenluft E, Charney DS, Towbin KE, et al.：Defining clinical phenotypes of juvenile mania. Am J Psychiatry 160：430-437, 2003
5) Biederman J, Faraone S, Mick E, et al.：Attention-deficit hyperactivity disorder and juvenile mania：an overlooked comorbidity? J Am Acad Child Adolesc Psychiatry 35：997-1008, 1996
6) Brotman MA, Schmajuk M, Brendan A, et al.：Prevalence, clinical correlates, and longitudinal course of severe mood dysregulation in children. Biol Psychiatry 60：991-997, 2006
7) Stringaris A, Baroni A, Haimm C, et al.：Pediatric bipolar disorder versus severe mood dysregulation：risk for manic episode on follow-up. J Am Acad Child Adolesc Psychiatry 49：397-405, 2010

---

### Talk Talk　誰かに相談する才能

　私は誰かに相談できることはある種の才能なのではないかと思っている。人に相談するためには，自分は何に困っているかを自覚し，自分でできることと自分の力ではできないことを認識し，その上で人に言葉で伝えなければならない。すなわち，誰かに相談するためには自分を知らなければならないのである。

　逆に誰にも相談できず，ひとりで背負い込んでしまう人がいる。それは人に迷惑をかけず，ひとりで頑張っている健気な姿と思われるかもしれない。しかし，厳しい見方かもしれないが，それは対処能力に乏しいとみることもできる。

　悩みをひとりで抱え込まず，誰かに相談してみよう。相談するだけで心の負担は軽減し，相談すること自体が解決の糸口となることが少なくないのである。

# Part 3 子どものうつ病に対する治療ガイドライン

## I　うつ病治療ガイドライン

　　エビデンスに基づいた児童・青年期のうつ病治療ガイドラインはこれまでほとんどなく，大人の治療ガイドラインをそのまま引用することが少なくなかった。児童・青年期のうつ病治療に関しては，薬物療法においても精神療法においても，近年に至るまで対照をおいた比較試験がなかったからである。ようやく最近になって，児童・青年期うつ病に対するいくつかの選択的セロトニン再取り込み阻害薬（SSRI）の有効性が二重盲検比較試験によって実証されるようになり，精神療法においても認知行動療法（CBT）や対人関係療法（IPT）の有効性が実証されるようになってきたのである。また，児童・青年期のうつ病におけるSSRIによる自殺関連事象の増加（いわゆるactivation syndrome）の問題が生じたため，むしろ厳密な治療ガイドラインが作られつつある。

　　このPartでは，
　　①児童・青年期の大うつ病性障害に対する薬物療法の最近の知見（SSRIによる自殺関連事象の問題も含めて）
　　②児童・青年期のうつ病に対する精神療法の概観
　　③代表的な児童・青年期のうつ病性障害の治療ガイドラインの紹介
　　④子どもの双極性障害の治療
の4点について述べてみたいと思う。

## II　児童・青年期の大うつ病性障害に対する薬物療法

### ■三環系抗うつ薬

　　大人のうつ病とは対照的に，児童・青年期のうつ病においては，三環系抗うつ薬は，種々の二重盲検比較試験においてプラセボに対して明らかな有効性を示すことができなかった。Hazellら[1]は，12の二重盲検比較試験のメタ解析を行い，三環系抗うつ薬の有効率の平均は38.5％，プラセボの有効率は37.1％（オッズ比1.08）であり，有意差は認められなかったと報告している。

### ■SSRI

　　近年，児童・青年期の大うつ病性障害に対するいくつかのSSRIの有効性がプラセボとの二重盲検比較試験によって実証されるに至った。1997年のEmslieら[2]のfluoxetineの

表4　児童・青年期の大うつ病性障害に対するSSRIの有効性

| SSRI | 対象 | 年齢 | 薬物量 | 治療期間 | 結果 |
|---|---|---|---|---|---|
| Fluoxetine<br>　Emslie et al. (1997)<br>　Emslie et al. (2002) | FL48, PL48<br>FL109, PL110 | 7〜17歳<br>13〜18歳 | 20mg<br>20mg | 8週<br>8週 | FL(56%)＞PL(33%)<br>FL(41%)＞PL(20%) |
| Citalopram<br>　Wagner et al. (2004)<br>　Von Knorring et al. (2006) | Cit89, PL85<br>Cit124, PL120 | 7〜17歳<br>13〜18歳 | 20〜40mg<br>10〜40mg | 8週<br>12週 | Cit(36%)＞PL(24%)<br>Cit(42%)＞PL(25%) |
| Sertraline<br>　Wagner et al. (2003) | Sert189, PL187 | 6〜17歳 | 50〜200mg | 10週 | Sert(69%)＞PL(59%) |
| Escitalopram<br>　Emslie et al. (2009) | Escit155, PL157 | 12〜17歳 | 10〜20mg | 8週 | Escit≧PL<br>(CDRS-Rスコアの減少率) |

FL：Fluoxetine，PL：Plasebo，Cit：Citalopram，Sert：Sertraline，Escit：Escitalopram
CDRS-R：Children's Depression Rating Scale-Revised
(齋藤卓弥：児童青年精神医学とその近接領域　54：132-147，2013[7]より引用改変)

　有効性の報告に始まり，2003年のWagnerら[3]によるセルトラリンの有効性，2004年のWagnerら[4]によるcitalopramの有効性などが報告されている。成人のうつ病に対する抗うつ薬の有効性とは異なり，現在までのところSSRIの有効性のみが報告されているのが現状である。表4には，これまでの児童・青年期の大うつ病性障害に対するSSRIの有効性を示した報告をまとめた。Emslieら[5]の，エスシタロプラムとプラセボの二重盲検法の結果は，CDRS-Rスコアの平均では，エスシタロプラム57.6，プラセボ56.0と有意差はなかった。しかし，エンドポイントにおけるCDRS-Rスコアの減少率がエスシタロプラム－22.1，プラセボ－18.8と有意な減少を示した。

　Tsapakisら[6]は，児童・青年期の大うつ病性障害に対する抗うつ薬（三環系抗うつ薬，SSRI，SNRIなど）の有効性を確認するために，30のプラセボとの二重盲検比較試験を基にしたメタ解析を行った。その結果，抗うつ薬群のプラセボ群に対するrate ratio (RR)は1.22で，抗うつ薬群はプラセボ群より有効であることが示され（$p<0.001$），抗うつ薬による治療の有効性が示された。抗うつ薬の治療効果発現必要数（numbers needed to treat：NNT）は9.35であり一定の効果が示された。しかし，成人と比較するとプラセボの有効率が高いことが特徴であった。

　また，個々の抗うつ薬について検討すると，三環系抗うつ薬は上述の記載通り，14の臨床試験のメタ解析でもプラセボと比較して有効性が確認されなかった。一方，SSRIはプラセボ群に比べて中等度の有効性（$RR=1.23$，$p<0.001$）を示しており，児童・青年期のうつ病の治療薬として有効性が確認された。しかし，12の臨床試験のメタ解析を行うとSSRIの有効性が認められるが，個々のSSRIの結果をみると，すべてのSSRIが有効性を示しているわけではない。

　これまで15のSSRIとプラセボとの二重盲検比較試験が行われているが，プラセボに対して有意に反応率が高かったと報告されたSSRIは，fluoxetine，citalopram，セルトラ

リンの3つのみである（エスシタロプラムに関しては上述の通り）。現在，米国食品医薬品局（FDA）が児童・青年期うつ病の治療薬として認可しているのは，fluoxetine, エスシタロプラムの2剤である[7]。

2013年3月，独立行政法人医薬品医療機器総合機構は新規抗うつ薬（SSRI, SNRIなど）6剤，エスシタロプラム，セルトラリン，フルボキサミン，デュロキセチン，ミルナシプラン，ミルタザピンの添付文書に，「海外で実施された6～17歳の大うつ病性障害患者を対象としたプラセボ対照臨床試験において有効性が確認できなかったとの報告がある。本剤を18歳未満（エスシタロプラムのみ12歳未満）の大うつ病性障害患者に投与する際には適応を慎重に検討すること」と記載するように指示した。

また，現時点では，児童・青年期のうつ病で適応を取得している薬物は存在せず，リスクとベネフィットを考えてベネフィットが勝っていると判断された場合でも，本人・家族に対して児童・青年期患者への抗うつ薬が適応外処方であることを説明し，同意を取得する必要がある。薬物療法が選択された場合には，処方量は大人より少量から開始し，年齢に合わせて増量を行う必要がある。

この添付文書改訂により，児童・青年期のうつ病患者に対する薬物療法の可能性が否定されるものではない。今後は，発達的側面や心理社会的状況を含めた多面的な見立てのもとに，まずは心理社会的支援を実施し，必要に応じて薬物療法を検討するという基本的な治療姿勢が重要といえるだろう（日本児童青年精神医学会ホームページ「大うつ病性障害の小児に対する新規抗うつ薬の投与にかかる添付文書改訂に対する見解」http://child-adolesc.jp/topics/2013.03.29-抗うつ薬についての共同声明.htmlを参照）。

## ■ SSRIによる自殺行動増加の問題

2003年5月，英国医薬品医療製品規制庁（MHRA）はパロキセチンの児童・青年期うつ病への臨床試験において，自傷行為や情動不安定などの自殺関連事象が発現頻度2%以上かつプラセボの頻度の2倍以上で報告されたことから，18歳未満の大うつ病性障害患者へのパロキセチンの投与を禁忌とする勧告を発表した。わが国でも2003年8月，厚生労働省は英国の措置を受けて，18歳未満の大うつ病性障害患者に対するパロキセチンの使用禁忌の勧告を出した[8]。

一方，FDAは2004年9月，すべての抗うつ薬について，「小児や思春期の患者に使用すると自殺関連事象のリスクが増加する可能性がある」という警告表示をするように勧告したが，いずれの抗うつ薬も使用禁止の措置はとらなかった。これを受けて，欧州諸国もパロキセチンを禁忌から警告へ変更した。わが国でも2006年1月，若年者のうつ病に対するパロキセチンの使用について，禁忌を解除し，警告へ変更した[8]。

FDAは自殺関連事象をactivation syndromeとして，不安，焦燥感，パニック発作，不眠，易刺激性，敵意，衝動性，アカシジア，軽躁状態，躁状態の10項目をあげている。これはSSRIだけではなく他の抗うつ薬にも共通して見られる問題である。また，小児だけではなく成人にも同様の症状は出現する。この問題は，初期用量を最少量にし，少しずつ増量して，慎重に観察することで，深刻な事態にいたる前に未然に防ぐことが可能であると考えられる。

実際に情動不安定，自傷行為などの症状が出現した場合は，まずその病態をきちんと

把握する必要がある。その病態は3つの場合が考えられる。第1はイライラ、ソワソワ、じっとしていられないなどのアカシジア症状である。この場合は抗うつ薬を変更する。第2は急激に多弁、多動となり、攻撃性や衝動性が強まり躁状態・混合状態になる場合である。この場合は抗うつ薬を中止し、気分安定薬や非定型抗精神病薬に変更する必要がある。第3は素行障害（CD）や注意欠如・多動性障害（ADHD）などの併存障害が顕在化する場合である。この場合は抗うつ薬の必要性をもう一度検討する必要がある[8]。

いずれにしろ、児童・青年期のうつ病患者にSSRIを使用する際には、activation syndromeを含めた副作用の正確な情報を、子どもと保護者に伝えることが重要である。また、とくに服薬開始後2週間の慎重な経過観察を行うことが必要である。

## Ⅲ 児童・青年期のうつ病に対する精神療法

児童・青年期のうつ病に対する精神療法の研究は、いまだに成人と比較すると限られてはいるが、1990年以降とくにCBTやIPTを中心とした介入研究が盛んに行われるようになった。これまで、児童・青年期のうつ病に対して、対照群を用いて有効性を示した精神療法の報告を**表5**に示す[7,9〜11]。代表的な研究を以下に述べる。

Woodら[12]は53症例においてCBT（5〜8セッション）とrelaxation therapyのランダム化比較試験（Randomized controlled trial：RCT）を行った（CBT 26例、relaxation therapy 27例）。対象は9〜17歳の児童・青年であり、大うつ病性障害44例と小うつ病性障害9例であった。その結果、CBTによるうつ病の改善率は54％とrelaxation therapy

表5 児童・青年期のうつ病性障害に対する精神療法の有効性

| SSRI | 対象 | 年齢 | 対象診断 | 治療期間 | 結果 |
|---|---|---|---|---|---|
| 認知行動療法（CBT） | | | | | |
| Wood, et al.(1996) | CBT26, RT27 | 9〜17歳 | MDD+MD | 5〜8セッション | CBT（54％）＞RT（21％） |
| Brent, et al.(1997) | CBT37, SBFT35, NST35 | 13〜18歳 | MDD | 12〜16週 | CBT（67.4％）＞SBFT（37.9％）, NST（39.4％） |
| Clarke, et al.(1999) | CBT45, CBT+PG42, WL36 | 14〜18歳 | MDD+DYS | 16セッション | CBT（66.7％）＞WL（48.1） |
| 対人関係療法（IPT） | | | | | |
| Mufson, et al.(1999) | IPT-A24, 臨床観察24 | 12〜18歳 | MDD | 12週 | IPT-A（75％）＞臨床観察（46％） |
| Mufson, et al.(2004) | IPT-A34, TAU29 | 12〜18歳 | MDD | 16週 | IPT-A（50％）＞TAU（10％） |
| CBT+IPT | | | | | |
| Rossello, et al.(1999) | CBT25, IPT-A23, WL23 | 13〜18歳 | MDD+DYS | 12週 | CBT（59％）＝IPT-A（82％）＞WL |

CBT：cognitive behavioral therapy, IPT：Interpersonal therapy, ITP-A：Interpersonal thrapy for adolescent, RT：Relaxation thrapy, SBFT：systemic behabioral family therapy, NST：individual nondirective supportive thrapy, PG：parent group, WL：Waiting-list, TAU：treatment as usual, MDD：major depressive disorder, MD：Minor Depression, DYS：dysthymia

（齋藤卓弥：児童青年精神医学とその近接領域 54：132-147, 2013[7]より引用改変）

の21％を上回ったが，併存する不安障害やCDには有意な変化はなかった。また，6ヵ月後のフォローアップでは両群の改善率の差は小さくなっていた。Brentら[13]は107症例において，CBT，systemic behavior family therapy（SBFT），非指示的・支持的精神療法（NST）の3群によるRCTを行った（CBT 37例，SBFT 35例，NST 35例）。対象はすべて大うつ病性障害の13〜18歳の児童・青年であり，治療は12〜16セッション行われた。その結果，CBTによるうつ病の改善率は67.4％とSBFT（37.9％），NST（39.4％）を上回った。また，CBTは治療者の評価においても患者自身の評価においても，SBFTおよびNSTと比較してより早く回復した。自殺念慮と機能的障害においては3群ともに有意に，かつ同様に改善していた。また，Mufsonら[14]は，大うつ病性障害の青年（12〜18歳）48例において，24例に対人関係療法（IPT-A）を，24例に臨床観察をそれぞれ12週間行うというRCTを行った。その結果，IPT-Aでは75％の症例が寛解状態（ハミルトンうつ病評価尺度≦6）に至ったが，臨床観察では46％の症例しか寛解に至らなかったという。

　児童・青年期のうつ病に対する各種精神療法の有効性を検討した近年のメタ解析[15]では，若年のうつ病性障害患者において，構造化された治療群と無治療，waiting-list，attention-placebo，通常治療などを比較した27のRCTが検討された。その結果，治療終了時の比較では精神療法はRR＝1.39（95％ Cl 1.18〜1.65，p＝0.0001）と無治療，waiting-list，attention-placebo群に比べ有意に優れていた。各種精神療法の種別で比較すると，有意な効果はCBTとIPTのみに認められた。

　また，近年米国において行われた多施設大規模研究（Treatment for Adolescents with Depression Study：TADS）[16]では，12〜17歳の大うつ病性障害患者439名を対象に，全米の13の施設が参加した。患者は12週間の治療プログラム4群に無作為に割り付けられた。すなわち，fluoxetine単独群，CBT単独群，fluoxetineおよびCBT併用群，プラセボ群である。12週後の治療反応率は。併用群が71.0％，fluoxetine群が60.0％，CBT群が43.2％，プラセボ群が34.8％であり，薬物療法とCBTの併用群がより有意に優れていた。

## Ⅳ　児童・青年期のうつ病性障害に対する治療ガイドライン

　ここでは，各国で発表されている児童・青年期のうつ病に対する治療ガイドラインあるいは治療アルゴリズムを示す。薬物療法に関してはわが国では発売されていない抗うつ薬も含まれているため，これらを参考にして，わが国独自の治療ガイドラインを考えていく必要があるだろう。

### ■英国の児童・青年期のうつ病治療ガイドライン

　英国のNICE（National Institute for Health and Clinical Excellence）[17]による児童・青年期のうつ病治療ガイドラインを表6に示した。それまでのさまざまな実証的研究を詳細に検討した上で考案されたものである。軽症の場合には薬物を使わずに支持的個人精神療法か集団CBTを行う。中等症・重症の場合にも，まず個人CBTまたはIPTを行う，そして多職種で経過を検討しながら親への治療や他の精神療法を行うことが推奨されて

表6　NICEによるうつ病に対する推奨治療

| 軽症うつ病<br>（併存精神障害および自殺念慮なし） | 4週間の詳細な経過観察<br>支持的精神療法または集団認知行動療法<br>薬物治療は行わない |
|---|---|
| 中等症～重症うつ病 | 3ヵ月以上の個人認知行動療法，対人関係療法あるいは短期の家族療法<br>多職種での経過の検討（親・家族への治療，他の精神療法）<br>薬物療法（fluoxetine）と精神療法との併用治療（5～11歳の児童にはとくに注意が必要である） |
| 難治性うつ病 | 他の精神療法（まだ行われていない人に対してCBT，IPT，短期家族療法，隔週15セッション以上の系統的家族療法，週1回の個人精神療法を30セッション）<br>薬物療法：sertraline, citalopram |

いる。薬物療法はfluoxetineを使用してよいが，精神療法と併用治療としている。難治性うつ病に対しては，他の精神療法を試みるか，薬物療法としてセルトラリンまたはcitalopramの使用を推奨している。NICEの治療ガイドラインは抗うつ薬の評価が低く，実地臨床においては適用が難しい場合も存在すると考えられる。

## ■Texas Children's Medication Algorithm Project

　米国における児童・青年期の大うつ病性障害の薬物療法を含んだアルゴリズム（Texasアルゴリズム）について解説する（図1）[18]。まず，ステージ0として，確実な診断を行い，薬物療法の適応・非適応，自殺の危険性などについて十分な評価を行うとしている。そして精神療法や家族療法が適応な症例は非薬物療法を行う。ステージ1としては，SSRIのfluoxetine，citalopram，セルトラリンによる単剤治療を推奨している。その中でもfluoxetineは青年期の大うつ病性障害に対してFDAが承認している唯一の抗うつ薬である。ステージ2として，使用したSSRIが効果不十分の場合は他のSSRIへ変更するとしている。そして，ステージ2AとしてSSRIで効果不十分の場合にリチウム，bupropion，ミルタザピンなどの付加療法（抗うつ効果増強療法）を行い，ステージ3として，それでも効果不十分な場合には，他の抗うつ薬（SNRIのvenlafaxine，bupropion，ミルタザピン，デュロキセチン）へ変更するとしている。また，エビデンスに基づく精神療法（主にCBTとIPT）はアルゴリズムのどのステージでも併用可能であるとしている。

## ■わが国で使用可能な子どもの大うつ病性障害に対する抗うつ薬

　上記のTexasアルゴリズムが，現時点で最も新しく，妥当なアルゴリズムであると考えられるが，わが国では使用できない薬物が少なくない。わが国で使用可能な薬物を検討してみると，ステージ1のSSRIとしてはセルトラリンおよびエスシタロプラムがあげられ，ステージ2としてフルボキサミンが考えられる。ステージ2Aとしてはリチウム，タンドスピロンがあげられ，ステージ3としてはミルタザピン，デュロキセチン，ミルナシプランが考えられる。

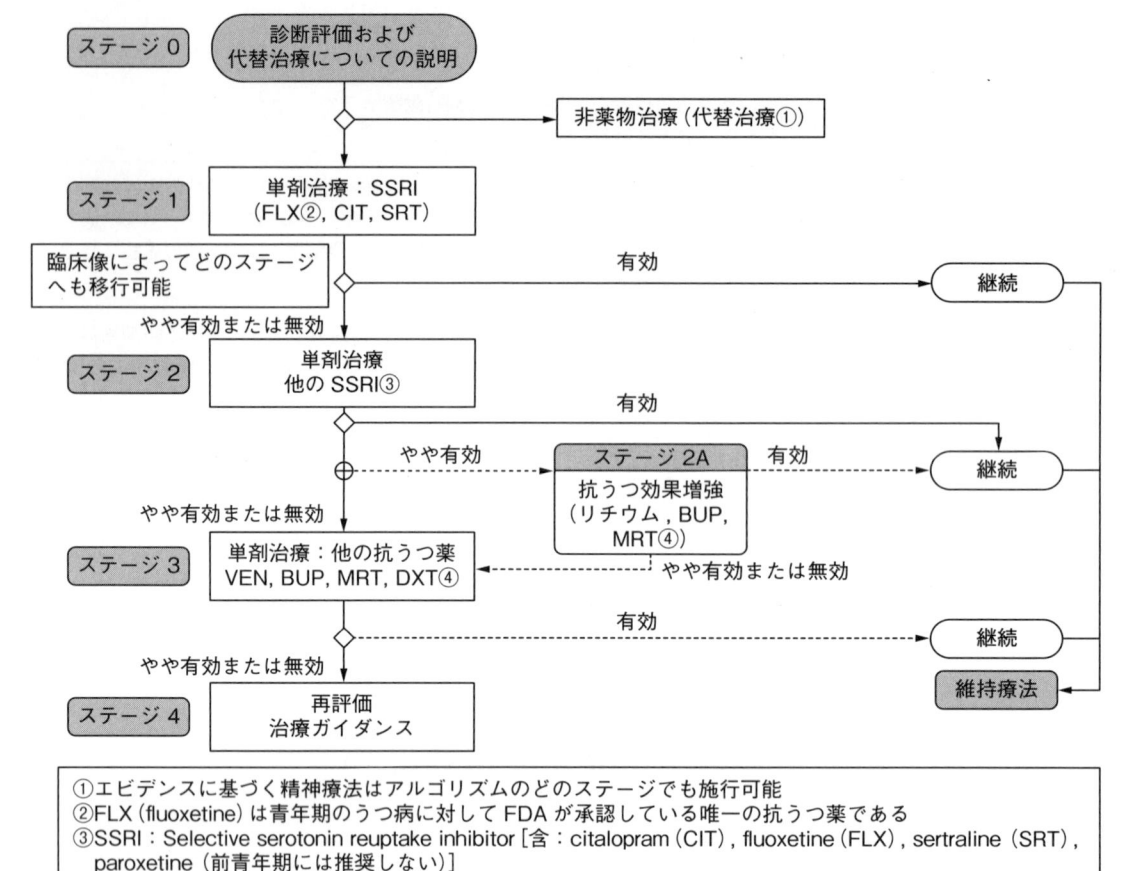

## 図1 児童・青年期の大うつ病性障害の治療アルゴリズム

```
ステージ0: 診断評価および代替治療についての説明
  → 非薬物治療（代替治療①）

ステージ1: 単剤治療：SSRI（FLX②, CIT, SRT）
  臨床像によってどのステージへも移行可能
  有効 → 継続
  やや有効または無効 ↓

ステージ2: 単剤治療 他のSSRI③
  有効 → 継続
  やや有効 → ステージ2A: 抗うつ効果増強（リチウム, BUP, MRT④）
    有効 → 継続
    やや有効または無効 ↓
  やや有効または無効 ↓

ステージ3: 単剤治療：他の抗うつ薬 VEN, BUP, MRT, DXT④
  有効 → 継続 → 維持療法
  やや有効または無効 ↓

ステージ4: 再評価 治療ガイダンス
```

①エビデンスに基づく精神療法はアルゴリズムのどのステージでも施行可能
②FLX (fluoxetine) は青年期のうつ病に対してFDAが承認している唯一の抗うつ薬である
③SSRI：Selective serotonin reuptake inhibitor [含：citalopram (CIT), fluoxetine (FLX), sertraline (SRT), paroxetine（前青年期には推奨しない）]
④VEN：venlafaxine, BUP：bupropion, MRT：mirtazapine, DXT：duloxetine

(Hughes CW, et al.：J Am Acad Child Adolesc Psychiatry 46(6)：667-686, 2007[18]より引用改変)

# V 子どもの双極性障害の治療

　子どもの双極性障害の治療を考えるとき，薬物療法においても精神療法においても，強い実証性のあるRCTがほとんどないことに気づかされるであろう。したがって，実地臨床においては，成人の情報を基礎にしながら，現在ある子どもの双極性障害研究を参考にせざるを得ないのが現状である。子どもの双極性障害の治療について，以下にこれまでの研究を参考にしながら検討してみたい[19〜21]。

## ■薬物療法

### 1）躁病エピソードに対する薬物療法

　子どもの躁病エピソードに対する薬物療法に関しては，上記のように強いエビデンスとなるRCTがほとんど行われていない。米国児童青年精神医学会（AACAP）[22]は子どもの双極性障害に対する治療はまず，成人の双極性障害に対してFDAが推奨している薬

表7 薬剤のエビデンスレベル

|  | 双極Ⅰ型障害<br>躁あるいは混合状態<br>非精神病性 | 双極Ⅰ型障害<br>躁あるいは混合状態<br>精神病性 | 双極性うつ病<br>エピソード |
|---|---|---|---|
| リチウム | A&B | A&B | B&C |
| バルプロ酸 | B&C | B&C | C |
| カルバマゼピン | B | B | ND |
| オキシカルバゼピン（未発売） | D | D | ND |
| トピラメート（未発売） | C | C | ND |
| クロザピン | C | C | ND |
| リスペリドン | B&C | B&C | ND |
| オランザピン | B&C | B&C | B |
| クエチアピン | B&C | B&C | B |
| ジプラシドン（未発売） | B&C | B&C | ND |
| アリピプラゾール | B&C | B | ND |
| 選択的セロトニン再取り込み阻害薬（SSRI） | NA | NA | C* |
| ブプロピオン（未発売） | NA | NA | D |
| ラモトリジン | C | C | B&D |

注　レベルA：児童・青年期症例におけるプラセボ対照RCT
　　レベルB：成人症例におけるプラセボ対照RCT
　　レベルC：児童・青年期症例におけるオープン試験およびレトロスペクティブ解析
　　レベルD：児童・青年期の症例報告あるいは推奨された臨床実践によるパネル・コンセンサス
　ND：データなし（no data），NA：不適応（not applicable），*気分不安定化の可能性あり
(Kowatch RA, et al.：J Am Acad Child Adolesc Psychiatry 44：213-235, 2005[23])より引用改変)

物療法から始めるべきであると述べている。すなわち，リチウム，抗てんかん薬（バルプロ酸，カルバマゼピン），あるいは非定型抗精神病薬（オランザピン，クエチアピン，リスペリドン，アリピプラゾール）である。成人においては，気分安定薬の中ではリチウム＞バルプロ酸＞カルバマゼピンの順にエビデンスが多い。近年では，非定型抗精神病薬（オランザピン，リスペリドン，クエチアピン，アリピプラゾールなど）の躁病への適応拡大の試みが進行している。また，エキスパート・コンセンサスでは，多幸性の躁病エピソードにはリチウムが，不快気分，不機嫌，易刺激性をもつ躁病エピソードにはバルプロ酸およびカルバマゼピンが推奨されている。表7には児童期双極性障害の躁病エピソードに対する薬物のエビデンスレベルを示した[23]。

## 2）児童期双極性障害の薬物療法アルゴリズム

　Kowatchら[23]は児童期双極性障害の薬物療法アルゴリズムを提案した。児童期双極性障害に対する薬物療法としては，精神病症状があるかないかによって2つのアルゴリズムがある。まず，1つ目は児童期双極Ⅰ型障害で，躁状態あるいは混合状態を示し，精神病症状がない場合として，気分安定薬（リチウム，バルプロ酸，カルバマゼピン）あるいは非定型抗精神病薬（オランザピン，クエチアピン，リスペリドン，アリピプラゾール）の単剤療法が適応であるとした。もし部分回復あるいは無反応の場合は他剤への変更，

```
┌─────────────────────────────────────────────────────────────────────┐
│ ステップ1：抗躁薬の初回投与                                          │
│ First line：リチウム，バルプロ酸，カルバマゼピン，リスペリドン，    │
│              オランザピン，クエチアピン*                             │
│         *First line の薬剤は児童双極性障害の状態像に応じて選択する  │
└─────────────────────────────────────────────────────────────────────┘
```

┌──────────────────┐  ┌──────────────────┐  ┌──────────────────┐
│ 有効（完全反応） │  │ やや有効（部分反応）│  │ 無効または不耐性 │
│・維持療法を継続  │  │・増強療法を考慮  │  │・他の抗躁薬へ変更│
│ （副作用チェック）│  │ （第2抗躁薬）    │  │                  │
│・ステップ2へ進む │  │・併存障害の影響を考慮│ │                  │
└──────────────────┘  └──────────────────┘  └──────────────────┘

┌──────────────────┐
│ 薬物反応の再評価 │
└──────────────────┘

┌──────────────────────────────────────────────┐
│ ステップ2：関連する病態の評価と治療          │
│・ADHD→精神刺激薬を考慮する                   │
│・うつ病／不安障害→SSRI，リチウム，lamotrigine，│
│ 非定型抗精神病薬などを考慮する               │
└──────────────────────────────────────────────┘

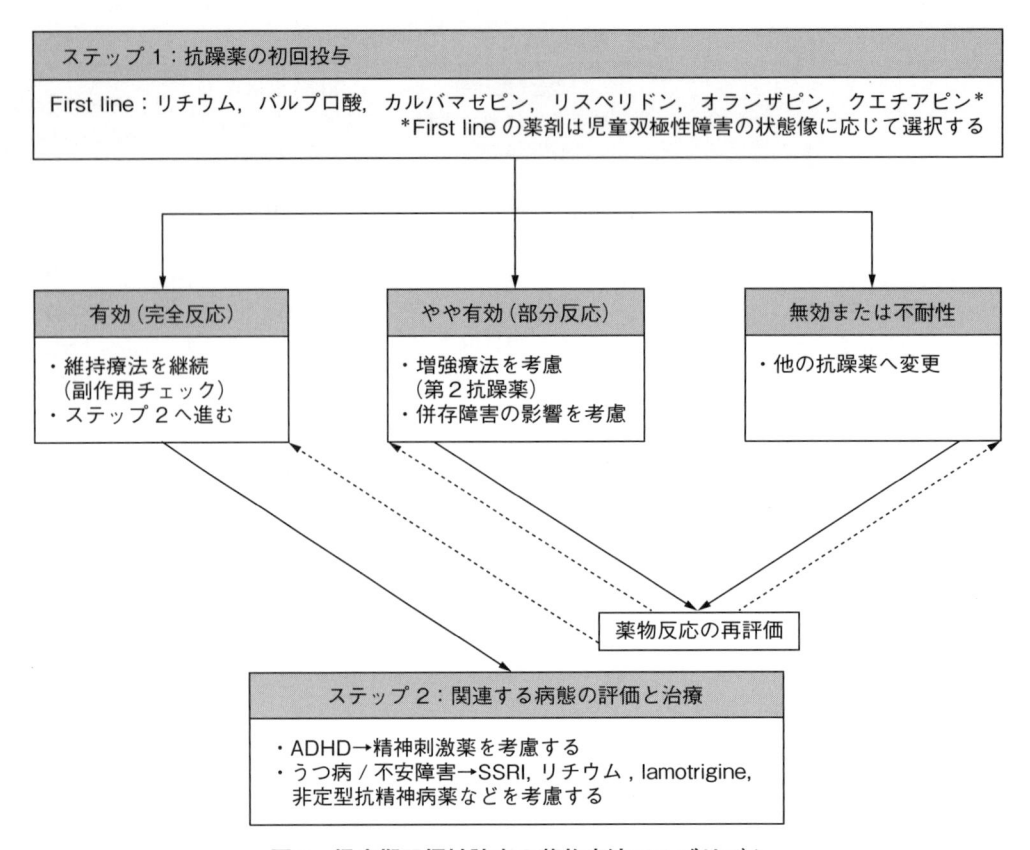

**図2 児童期双極性障害の薬物療法アルゴリズム**

(Leibenluft E, et al.：Rutter's Child and Adolescent Psychiatry：5th edition. pp613-627, Blackwell Science, Oxford, 2008[21] より引用改変)

増強療法あるいは併用療法が必要となる。2つ目は児童期双極Ⅰ型障害で，躁状態あるいは混合状態を示し，精神病症状がある場合として，気分安定薬と非定型抗精神病薬の併用療法を推奨している。もし部分回復あるいは無反応の場合は他剤への変更あるいはリチウムを含む3剤併用療法が必要となる。

Leibenluft ら[21]は，Kowtach ら[23]のアルゴリズムをまとめて，図2のアルゴリズムを作成した。すなわち，ステップ1として，リチウム，バルプロ酸，カルバマゼピン，リスペリドン，オランザピン，クエチアピンの中から選択する。この場合，選択する薬剤は子どものそのときの状態像に応じて考慮すべきである。精神病症状の有無に加えて，薬物療法の選択において考慮すべき事項として以下のものが挙げられる。

①患者の気分状態および臨床的特異性（例えば急速交代型，併存障害の有無など）
②副作用のリスク
③薬物療法に対する以前の反応
④患者自身および家族の希望

などがある。患者と家族は薬物療法に関連するリスクと副作用についてきちんと教育を受けるべきである。

もし，第一選択の薬物が有効であれば，副作用をチェックしながら維持療法を継続し，

次のステップ2へ進む。第一選択の薬物がやや有効（部分反応）ならば，第二抗躁薬の増強療法を考慮する。第一選択の薬物が無効または不耐性の場合は，他の抗躁薬へ変更する。増強療法の場合も抗躁薬を変更する場合も，つねに薬物反応の再評価を十分に行う必要がある。一般的には，薬物を変更したり，併用するかどうかを考えるためには6〜8週間の薬物療法の使用期間が必要である。

　ステップ2としては，関連する病態の評価と治療を行う必要がある。躁状態が改善してもADHDの状態が重篤ならば精神刺激薬（わが国であれば，メチルフェニデートあるいはアトモキセチン）を考慮する。さらに，うつ病や不安障害が併存する場合には，SSRI，リチウム，ラモトリジン，非定型抗精神病薬などを考慮するとしている。しかしながら近年では，双極性障害に対する抗うつ薬の使用は極力控えるべきであるという考え方が主流になってきている。

　また，児童期双極性障害の再発を防ぐためには長期間の薬物療法が必要であることが多い。児童・青年期の双極性障害における研究では，リチウム療法において服薬を中止すると90％が再発したが，服薬を遵守した場合は38％の再発率に留まったと報告されている[24]。このように，症状は薬物療法だけでは解決しないことも少なくなく，薬物アドヒアランスの問題も重要である。いうまでもなく薬物療法と精神療法を併用した総合的な治療が不可欠なのである。

## ■精神療法

　成人の双極性障害はその病態に生物学的要因が関与する割合が他の精神疾患よりも高いと考えられている。そのため気分安定薬および非定型抗精神病薬を中心とした薬物療法に治療の重点が向きやすく，薬物治療戦略の整備が急がれているのが現状である。しかしその一方で，薬物療法だけでは病相のコントロールが困難であり，不安定な病状や再発が繰り返される場合も少なくなく，薬物アドヒアランスの重要性も指摘されている。

　子どもの双極性障害治療においては，薬物療法のエビデンスが少ないだけでなく，成人よりも心理社会的要因が複雑に関与している症例が多いため，本来は本人および家族に対する精神療法的アプローチにより，本人および家族が障害を理解し受け入れ，服薬を遵守し，ストレスに対する対処技術（coping skills）が増強し，家族および社会からのサポートが高まると考えられる。しかしながら，子どもの双極性障害に対する精神療法は，薬物療法と同様に，十分に統制のとれた研究はほとんどないのが現状である。

　AACAPの実践報告[22]およびGoldbergら[25]の報告では，子どもの双極性障害に対する精神療法的アプローチとして，次の6つの事項を改善することを目的とすべきであるとしている。

### 1）心理教育

　子どもおよびその親に双極性障害の原因，症状，治療，社会資源などについて十分に説明し，理解を深めることを目的としたものである。子どもには年齢相応の方法でわかりやすく詳しく説明する。双極性障害は再発が繰り返されるほど難治性になっていくので，親への説明も重要である。服薬遵守性は親の薬物療法の副作用への恐れと負の関係にあり，治療の知識と正の関係にあるといわれており，治療の方法と効果および副作用

について十分に説明し納得してもらう必要がある。本人および家族が病気を理解し受け入れるところから治療は始まるのである。

## 2）症状のマネージメント

躁症状に子ども自ら気づかせることを目的とし，そのときの対処行動をアドバイスし，ともに考えていく。親とも情報を交換しながら協力して症状に対処していくことはいうまでもないことである。「睡眠・覚醒リズム表」（p.84，図13）を子ども自身に記載してもらい，気分の変化とそれに伴う思考の変化，行動の変化，そのときの出来事などをチェックしていく。双極性障害の治療の第一歩は，症状に気づくことである。気分の不調は，いつもどのような状態から始まるのかを知っておくと，躁・うつ症状に気づきやすくなる。あるいはどんな行動をするようになると躁・うつ症状の前兆だとわかるようになると対処もしやすくなる。女性の場合は月経の前後に気分が変化しやすいので，そのときの気分もチェックしておくとよい。

## 3）対処技術（coping skills）の習得・向上

「睡眠・覚醒リズム表」を記載することで，躁・うつ症状に早めに対処可能になるだけでなく，それをあらかじめ予測することができるようになる。次に症状に気づいたらどうするかを話し合っておく。まず親に相談し，早めに病院を受診するだけでも大きな進歩である。建設的な行動には十分な賞賛を送り，うまくいかなかった場合には，決して叱責することなく，どのような行動をとればよかったのかを話し合う。たとえば，試験が近づくとイライラしたり，物にあたったり，リストカットしたりすることが目立つ場合は，予測できる状態や行動をお互いに確認し合い，頓服薬を早めにのんだり，就寝薬を増量したり，勉強時間を制限したりといった取り決めをしておく。

## 4）家族および社会との関係の構築・改善

家族が症状を十分に理解することによって，それまでは子どものわがままや非行であると思っていた事柄が，躁症状によるものであることに気づくようになる。それだけで子どもと家族の関係は改善していき，対処の方法も見えてくるのである。あるいは，地域社会や近隣から，本人の性格の問題だと思われていた事柄が，躁症状によるものであることが理解されるだけで，周囲からの受け入れが大きく変化し，サポートが得られる可能性が増加する。

## 5）学業および職業における機能の改善・維持

学校および職場においても，教師や上司・同僚が症状を十分に理解することによって，それまでは誤解していた事柄が躁症状によるものであることに気づくようになる。家族よりも早めに気づくことができる場合も多い。家族の指示には従わない子どもが，教師や上司の指示には素直に従い，受診に結びつくことも少なくない。親および学校・職場と主治医が連携を密にしていくことが，状態の改善・維持につながっていく。

## 6）再発予防

再発予防の第一は服薬遵守である。薬物アドヒアランスが悪い場合，なぜ服薬をした

がらないのかを十分に明らかにしておく必要がある。本人がのみたがらないのか，それはなぜか。母親がのませたくないのか，それはなぜか。それらを十分に話し合うことによって，病気に対する考え方，覚悟の程度，否認の機制などが明らかになってくることが少なくない。予防の第二は，次章に述べるような精神療法的アプローチである。これらの十分なエビデンスを蓄積していくことが今後の課題といえよう。

## ■文　献

1) Hazell P, O'Connell D, Heathcote D, et al.：Efficacy of tricyclic drugs in treating child and adolescent depression：a meta-analysis. British Medical Journal 310：897-901, 1995
2) Emslie GJ, Rush AJ, Weinberg WA, et al.：A double-blind, randomized, placebo-controlled trial of fluoxetine in children and adolescents with depression. Arch Gen Psychiatry 54：1031-1037, 1997
3) Wagner KD, Ambrosini P, Rynn M, et al.：Efficacy of sertraline in the treatment of children and adolescents with major depressive disorder：two randomized controlled trials. JAMA 290：1091-1093, 2003
4) Wagner KD, Robb AS, Findling RL, et al.：A randomized, placebo-controlled trial of citalopram for the treatment of major depression in children and adolescents. Am J Psychiatry 161：1079-1083, 2004
5) Emslie GJ, Ventura D, Korotzer A, et al.：Escitalopram in the treatment of adolescent depression：a randomized placebo-controlled multisite trial. J Am Acad Child Adolesc Psychiatry 48：721-729, 2009
6) Tsapakis EM, Soldani F, Tondo L, et al.：Efficacy of antidepressants in juvenile depression：meta-analysis. Br J Psychiatry 193：10-17, 2008
7) 齋藤卓弥：子どものうつ病と双極性障害の臨床における標準的な治療指針を目指して．児童青年精神医学とその近接領域 54：132-147, 2013
8) 傳田健三：SSRI の児童・青年期患者への投与と安全性．小山　司 編：SSRI のすべて．東京，先端医学社，2007
9) Clarke GN, Rohde P, Lewinsohn PM, et al.：Cognitive-behavioral treatment of adolescent depression：efficacy of acute group treatment and booster sessions. J Am Acad Child Adolesc Psychiatry 38：272-279, 1999
10) Mufson L, Dorta KP, Wickramaratne P, et al.：A randomized effectiveness trial of interpersonal psychotherapy for depressed adolescents. Arch Gen Psychiatry 61：577-584, 2004
11) Rossello J, Bernal G：The efficacy of cognitive-behavioral and interpersonal treatments for depression in Puerto Rican Adolescents. J consult clin psychol 67：734-745, 1999
12) Wood A, Harrington R, Moore A：Controlled trial of a brief cognitive-behavioural intervention in adolescent patients with depressive disorders. J Child Psychol Psychiatry 37：737-746, 1996
13) Brent DA, Holder D, Kolko D, et al.：A clinical psychotherapy trial for adolescent depression comparing cognitive, family, and supportive therapy. Arch Gen Psychiatry 54：877-885, 1997
14) Mufson L, Weissman MM, Moreau D, et al.：Efficacy of interpersonal psychotherapy for depressed adolescents. Arch Gen Psychiatry 56：573-579, 1999
15) Watanabe N, Hunot V, Omori I, et al.：Psychotherapy for depression among children and adolescents：A

systematic review. Acta Psychiatr Scand 117：84-95, 2007
16) Treatment for Adolescents with Depression Study（TADS）Team：Fluoxetine, cognitive-behavioral therapy, and their combination for adolescents with depression：Treatment for Adolescents with Depression Study（TADS）randomized controlled trial. JAMA 292：807-820, 2004
17) National Collaborating Center for Mental Health：Clinical Guideline 28 Depression in children and young people：Identification and management in primary, community and secondary care. National Institute for Health and Clinical Excellence, London（www.nice.org.uk/nicemedia/live/10970/29856/29856.pdf）
18) Hughes CW, Emslie GJ, Crismon ML, et al.：Texas Children's Medication Algorithm Project：Update From Texas Consensus Conference Panel on Medication Treatment of Childhood Major Depressive Disorder. J Am Acad Child Adolesc Psychiatry 46(6)：667-686, 2007
19) 傳田健三：子どもの双極性障害－DSM-5への展望－. 金剛出版, 東京, 2011
20) Leibenluft E. Rich BA：Pediatric Bipolar Disorder. Annual review of clinical psychology 4：163-187, 2008
21) Leibenluft E, Dickstein DP：Bipolar Disorder in Children and Adolescents. In：Rutter M, Bishop, D, Pine D, et al.：Rutter's Child and Adolescent Psychiatry：5th edition. pp 613-627, Blackwell Science, Oxford, 2008
22) McClellan J, Kowatch R, Findling RL：Practice parameter for the assessment and treatment of children and adolescent with bipolar disorder. J Am Acad Child Adolesc Psychiatry 46：107-125, 2007
23) Kowatch RA, Fristad M, Birmaher B, et al.：Treatment Guidelines for Children and Adolescents with Bipolar Disorder. J Am Acad Child Adolesc Psychiatry 44：213-235, 2005
24) Strober M, Morrell W, Lampert C, et al.：Relapse following discontinuation of lithium maintenance therapy in adolescents with bipolar I illness：a naturalistic study. Am J Psychiatry 147：457-461, 1990
25) Goldberg-Arnold JS, Fristad MA：Psychotherapy for children with bipolar disorder. In：Geller B, DelBello MP：Bipolar Disorder in Childhood and Early Adolescence. pp 272-294, The Guilford Press, New York, 2003

# 第2章
# 子どものうつ病の精神療法

Part 1　子どもの精神療法の基本的な考え方

Part 2　子どものうつ病への精神療法
　　　　―認知行動療法と対人関係療法―

Part 3　子どものうつ病に対する5ステップ・アプローチ

# Part 1　子どもの精神療法の基本的な考え方

　子どものうつの精神療法について述べる前に，ここでは子どもの精神療法の基本的な考え方について検討する。子どもの精神療法の総論である。すなわち，認知行動療法（CBT）や対人関係療法（IPT）などの特定の精神療法ではなく，ごく一般的な精神療法的アプローチについて述べてみたい。うつ状態の子どもへの精神療法的アプローチは，つらい出来事が続いて落ち込んだり，重大なストレスがかかってパニックになったり，オーバーワークが続いて疲弊した子どもへのアプローチと共通する部分がたくさん存在する。それはとりもなおさず，精神的に危機的状態に陥った子どもすべてに適用可能なものだからである。逆に，ごく一般的な精神療法的アプローチについてきちんとした認識がないと，どんな特定の精神療法も成立しないと考えられる。その意味で，子どものうつへの精神療法は，子どもの精神療法の基本であるといえるだろう。

## I　子どもの心に出会うこと

### ■援助者として，子どもとどのように会うか

　子どもを診察する状況は各施設によって異なるため，まず私がどのように子どもと出会っているかについて述べてみたい。筆者の現在の子どもの診療は，新来・再来ともに予約制であり，かつきわめて多忙な外来である。小児科発達障害クリニックにおける児童精神科外来のようすを紹介しよう。
　まず，新患の予約時に外来看護師から家族にあらかじめ，
　①予約時間の30分前に来院して予診票を書いてもらうこと
　②母子手帳を持参してもらうこと
　③子どもにことわった上で両親から見たこれまでの経過をA4用紙に，1～2枚で記載してきてもらうこと
　④他病院に通院中の場合は可能な限り紹介状を書いてきてもらうこと
　⑤診察の時間や大まかな内容
などについて伝えておく[1]。
　新患診察の前に上記の情報をじっくり読み，どんな子どもなのか想像を最大限働かせてみる。「今何に困っているのだろう」「何に苦しんでいるのだろう」「何が問題になっているのだろう」「その苦しみはどこから来るのだろう」「なぜそのような態度をとるのだろう」「今本人はどんな気持ちなのだろう」「その苦しみを軽くするにはどうしたらよいのだろう」などと考えをめぐらせてみるわけである。そして，「よし」と覚悟を決めて，自ら待合室に出向いて，子どもの名前を呼ぶ。

## ■子どもはどんな気持ちなのか

　小児科発達障害クリニックの外来は，一般の小児科外来や精神科外来とは様相を異にする。いわゆる発達障害の子どもが多いため，外来はとても賑やかである。はしゃいでいる子どももいれば，奇声を発する子もいる。大きな声で泣いている子もいるし，ピョンピョン飛び跳ねている子もいる。そのような状況の中で，新患の子どもはどんな気持ちでいるだろうかと思いをめぐらせる。待合室に出向いて名前を呼びながら，振り向いた子どもの表情や家族の状況からさまざまに推測する。

　子どもは自分が病気であるという認識に乏しく，何をされるのかもわからぬまま，まったく知らない所に連れてこられているので，大きな不安と恐怖を抱いている。その上，待合室が賑やかな場所だったりすると，その驚きは想像に難くない。待合室の片隅で緊張して固まっている子どももいるし，母親にしがみついている子どももいる。しかし，中には一瞬にして自分がおかれた状況を察知し，覚悟が決まったかのように冷静な子どももいる。

　家族の状況もさまざまな様相を見せる。皆で揃って話をしている家族もいれば，別々に離れて座っている家族もいる。そんな中で，それぞれの子どもはどんな気持ちでいるかを想像しながら，待合室に出向いて子どもの名前を呼ぶわけである。

## ■援助者はどんな態度で子どもと接するか

　「どんな態度で初診の子どもと接するべきですか」と問われることがある。やや大げさなくらい親しみを込めて子どもと接した方がよいのか，大人の初診と同じように普通に接してよいのか，という質問である。それには，以下のように答えるようにしている。

　上記に述べた，いま子どもがおかれている状況を理解し，子どもの気持ちを最大限想像して，「自分に何ができるだろうか」と必死になって考えたうえで，虚心に子どもの名前を呼ぶことだけを考えるようにする。そのような態度が，客観的にみると，ある子どもにはとくに親しみがこもった様子に見えることもあるかもしれないし，別の子どもの場合には笑顔の中にいたわりの気持を込めた表情に見えることもあるかもしれない。単なる表面上の笑顔が必要なのではなく，何とか子どもを理解しよう，何とか苦しみを軽くできないかと考えたうえの表情が重要なのではないかと思う。もちろん，相手が子どもなので，なるべく笑顔を絶やさずに接することはいうまでもないことである。

## ■初回面接の重要性

　子どもの精神科治療の正否は，初回面接によって決まるといっても過言ではない。上記のように，初診時の子どもは大きな不安と恐怖を抱いている。援助者は，そのような不安，恐怖，緊張，困惑などの感情を十分に汲む必要がある。不安や緊張が強いときには，「少し不安かな」と声をかけたり，「大丈夫だよ」と保証を与えたりする。

　初診時には，相手が年少の幼児であっても，必ず自己紹介をして，「よく来てくれましたね。少しお話しを聞かせて下さい」と伝える。きちんと自己紹介をすると，ほとんどの子どもが驚いたり，笑顔になったり，興味津々という表情になる。裏を返せば，初対

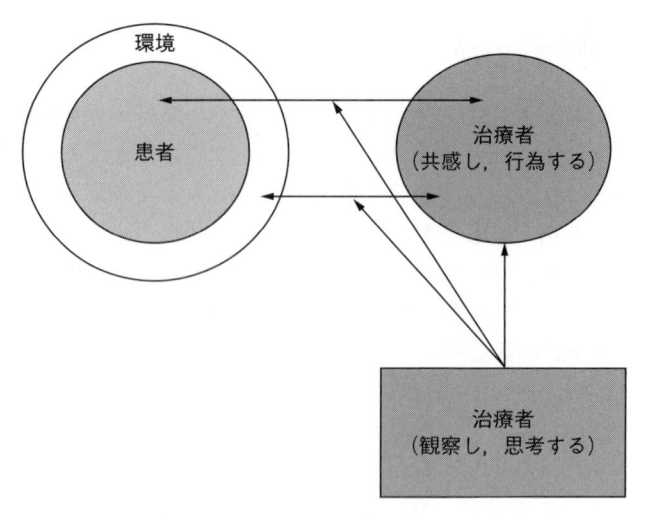

**図3 共感的態度と観察的態度の統合：複眼的視点**
(村瀬嘉代子：新訂増補 子どもと大人の心の架け橋. 金剛出版, 東京, 2009[2] より引用)

面のときに，わが国の医師や大人がいかに子どもにきちんと自己紹介をしていないかを物語っている．いうまでもなく援助者には，子どもであっても一人の人格として尊重する謙虚で真摯な態度が求められるのだ．子どもと対等な立場で，同じ高さに視線を下げて，正直に接し，相手が困っていることを一緒に考えていこうとする姿勢を伝えていく．そして援助者は，一方では可能な限り安心感を与えながら治療関係を構築し，他方では冷静に状態を観察し，診断するという複眼的視点が必要となってくる．この姿勢は村瀬[2]の図3がとても参考になる．すなわち，共感的態度と観察的態度の統合である．

初診時において，大人の診察のように「今日はどのようなことで来たのか」と尋ねても，多くの子どもは答えることができない．そこで子どもには，「今日は何といわれて来たのですか」と尋ねてみる．小児科に行くとだけいわれた子どもにも，そういわれたときにどんな気持ちがしたか，自分でも誰かに相談してみたい気持ちがあったかを聞いてみると話が広がっていく．その答えによって，どれほど表現力があるか，自分の問題についてどれくらい認識しているか，家族関係のありようなどを推測することができる．幼児期や学童期であっても，本当は誰かに相談したいと思い，自分の問題を自覚している子どもは少なくない．

次に「今，一番つらいこと，あるいは困っていることは何か」を尋ねる．子どもの場合，それは本来の症状ではなく，表面に出ている身体症状や行動面の問題であることが少なくない．まず，これまでの苦しかった体験や堪え忍んできた経過に心から共感の気持ちを伝える．「そうか，大変だったね」と．そして，そのときどんな気分だったか，どのようにつらかったかを聞いていく．そのようなやりとりの中で，身体症状や行動の問題の背後にその子の本質的な症状が垣間見えてくるのである．子どもの場合，精神症状を的確に表現することも，きちんと認識することも困難なことが多いため，援助者が精神症状の一つひとつを丁寧に確認していく必要がある．

子どもに症状について十分に聞いた後，本人に「ご家族にお話をうかがってもよいですか」と必ず確認して，親から見た状態を説明してもらう．見方が本人と異なっている

部分については，そのつど本人に「お母さんはこういっているけどどうですか」と確認していく。あくまでも主役は子ども本人であることを表すために必ず必要な儀式といってよい。その上で治療者はなるべく公平な立場に立ち，「お母さんにはそう見えるけど，あなたはこういうつもりでやっているのですね」というように，問題となっている事柄に対する親子の認識の差を穏やかに指摘していく。決して善悪の判断はせず，ネガティブな行動であってもプラスの意味からも見ることができる可能性を示唆していく。

初回の面接では，何よりも本人が自分の身体と心の苦しさ，つらさを十分に話し，問題が明らかにされていくことが重要である。自分の苦痛が援助者に正しく伝わり，理解されたという実感が，初めの大きな心の支えになるのである。

## ■何が問題となっているのか―なぜそのような態度をとるのかと疑問に思うこと―

さて，子どもの苦しさ・つらさが理解され，問題が明らかにされていくなかで，援助者としてつねに気をつけておかなければならないことがある。それは，この子にとって一体何が問題となっているのかということである。そして，それは誰にとって問題なのか，誰が困っているのかを確認しなければならない。本人が困っているのか，親が困っているのか，あるいは学校が困っているのかを明らかにする必要がある。そこをはじめにきちんとしておかないと，本人のためという名目で，学校の片棒を担がされてしまうことにもなりかねない。

例えば，「学校で突然かんしゃくを起こして，パニックになる」ということで子どもが連れてこられた。確かに本人も突然不安になり，どうしてよいかわからなくなることが困っているという。でも突然不安が襲ってきて，その後はよく覚えていないので自分ではどうしようもないのだとむしろ淡々と話す。親は普段家ではそんなことがないので困惑気味である。学校からの手紙には，そのような行動のために周囲が大変困っているので少し休ませた方がよいのではないかと述べられている。このようなとき，援助者はフェアーな立場で，「なぜそのような態度をとるのだろう」という率直な疑問をもつ必要がある。いつ，どこで，どのような症状が，どのようなきっかけから，どのように発展していくのかを十分に聞いてみる。

すると，いくつかの事柄が明らかになってくる。
① 「不安→かんしゃく→パニック」という一連の症状は，給食の時間帯に限定されていること
② そのとき，不安とともにいじめられている情景が目の前に見えて，その後わけがわからなくなってしまうこと
③ かつて給食の時間帯に2～3人の男子からいじめを受けており，給食を盗られたりしていたこと
④ 今でも，給食の時間帯に悪口をいわれたりすることが症状出現のきっかけとなっていること
⑤ 「不安→かんしゃく→パニック」と思われていた症状は，フラッシュバックおよび解離症状が背景に存在する可能性があること

などである。

このようなケースを十分に吟味することなく医療がすべて引き受けてしまうと，症状

に対しては薬物療法が行われ，背景に発達障害があるのではないかと疑われて詳細な検査が行われ，少し休ませるという理由で本人を隔離することになり，状況が十分に理解されぬままに事態はさらにこじれていく可能性も否定できない．

もちろん全体像を把握するという作業は時間をかけて慎重にしなければならないが，まずはじめに，「何が問題となっているのか」，「なぜそのような態度をとるのか」，「目の前の子どもが真に必要としていることは何か」をつねに念頭におくことが子どもとの出会いには不可欠の要素であるといえよう．

## ■子どもの「心の叫び」をどのように聴くか

子どもは心のあり方の特徴や感情，考えなどが，症状や問題行動の中に出やすいため，症状を丁寧にとらえていくことが，子どもの心理を明らかにする第一歩であり，患者が自らの感情に気づく端緒となることが多い．しかし，単に症状（symptom）として聞くのではなく，その子自身の痛切な体験（personal experience）として，つまりその子の「心の叫び」を聴く覚悟が必要である[3]．最大限の想像力を働かせながら聞いていく．

頭痛を主訴に来院したうつ病の小学4年生男子の話を例にしてみよう．まずどんな頭痛かを聞いてみると，「朝早く5時頃目が覚めて，気がつくと頭痛が始まっている．頭全体が締め付けられるような痛みです」と述べる．頭痛だけでなく，早朝覚醒や朝のからだ全体のつらさも明らかになってくる．それでも何とか起きて朝ご飯を食べようとするが食欲がなく，ほとんど食べることができないという．「せっかく朝ご飯を作ってくれるおばあちゃんに申し訳ない」とつぶやく．さらに話を聞いていくと，母親が3ヵ月前から入院していることがわかってくる．そのため，母方祖母が家に来てくれて，家事全般をしてくれているのだ．祖母の話を聞いているうちに，どうも父親と祖母の関係があまりよくないことが推察された．頭痛の背景にはさまざまな事柄がひかえていることが明らかになってきた．

頭痛という症状自体は，毎朝出現する締め付けられるような痛みであることがわかる．ときにはきわめて激しい痛みに発展するという．さらに確認していくと，うつ病が背景に存在することが明らかになってきた．そのきっかけとして，母親の入院があるようだ．彼には母親の病気の詳細は伏せられていて，不安はつのるばかりのようだ．母親の病気に関しても，食欲などの症状についても自分を責める様子がうかがえた．さらに，父親と母方祖母の関係が悪く，そのことでもまた自分を責めていたのである．彼の頭痛には，そのようなすべての苦渋が表れているといえるだろう．

これを，単に「心因性頭痛」「不登校」と診断して，一体何になるのだろう．そのように説明をうけた子どもの気持ちはいかばかりかと思う．症状を聞くということは，その症状の背後にあるその子どもの人生すべてを聞こうと努力することである．診断もただ「うつ病」というラベルをはることではなくて，目の前の子どもについてあらゆることを知り，理解しようとする終わりのない努力を意味するのである．

子どもの「心の叫び」をどう聴くかというテーマに最もふさわしいエピソードとして，医療人類学者のアーサー・クラインマンの著書[4]から引用したいと思う．彼が1960年代の医学生時代に出会ったある少女とのかかわりが，その後の独自の考えを切り拓くきっかけになったという．

その患者は7歳の少女で，全身に重篤な火傷を負っていた。彼女は流れる水の中で皮がむけ広がった傷口から火傷組織をピンセットで引きはがす治療に連日耐えなければならなかった。この経験は彼女にとって恐ろしくつらいものであり，少女は叫び声をあげ，うめき，医療チームの努力をかたくなにしりぞけて，もうやめてと懇願した。レジデントの外科医が生命を失い化膿した皮膚を引きはがす処置において，医学生のクラインマンの役目はこの子の手を握り，できるだけ元気づけなだめることだけであった。しかし，何をしてあげたらよいか考えあぐね，自分の無知と無力に腹を立て，その小さな手を握ること以外に何もできずに，彼女の容赦のない苦しみに絶望した末に，クラインマンはその子に尋ねていた。「あなたはどのように苦しみに耐えているのか，こんなにひどく火傷をして，連日ぞっとするような外科的処置を受けるのはどんな気持ちなのか話してもらえないか」と。

　彼女はかなり驚いた様子で，うめくのをやめ，火傷による変形のため表情を読み取ることも難しい顔でこちらを見つめた。それから単刀直入なことばづかいでクラインマンに語り始めたという。話している間，少女はクラインマンの手をいっそう強く握りしめ，叫ぶことも，外科医や看護師をしりぞけることもなかった。それからの日々，クラインマンと少女との信頼は確かなものになり，自分がどんな経験をしているかという思いをクラインマンに伝えていった。そして，次第に外科的な治療を受け入れることができるようになっていった。

　この中でクラインマンは，どんなに苦痛のある患者とのやり取りの中においても，その病についての語りが成立しうる。そしてその語りの中で患者が成長していったり，その語りそのものが治療的な意味をもつことがあるのだと指摘している。

　クラインマンは，医学生でありながら，患者の「心の叫び」を聴くことができる素養をもっていたといえるだろう。その素養とは，彼自身がどうしたらよいか悩み，苦しみ，絶望しながらも，それに目をそむけることなく耐える力を持っていたことといえるかもしれない。

## ■子どもの立場に立つということ

　子どもの立場に立つということは，まず，「もし自分が同じ状況にいたら，どう思い，どんな態度を示すだろうか」と考えることである。つまり「共感する」ということであるが，これは表面的な共感から，奥深い共感までさまざまなレベルがある。

　初診の子どもは，皆不安で神経質になっている。また，同時に深い無力感と希望のなさを感じている。ある少年は治療が進み終結間近の頃に初診時の印象を尋ねたところ，「自分もついに精神科に来ることになったかと絶望感にうちひしがれていたんだ」と語った。多かれ少なかれ子どもは皆不安でいっぱいになっていることは最低限理解して面接に臨む必要がある。

　下坂[5]は神経性無食欲症者のアンビバレンス（両価性）について，以下のような鋭い指摘を行っているが，児童・青年期症例も共通の特徴をもっているといえる。

　「表面にみせる反抗，すね，ひねくれ，強情，自棄は，脆い自我を庇覆しようとする精一杯の彼女らのポーズである。彼女らの表現の背後には，その逆のものもいつも働いていると予想してよい。反抗の底には極端な従順が，すねやひねくれの深部にはきりのな

い依存欲求が，自棄の裏には救いを求めるあがきがある」

このように，無力で脆く，そのような態度しかとれない子どもを理解する必要があるのである。

子どもが何らかのトラウマ（災害や虐待など）を抱えている可能性がある場合には，どのように接したらよいのだろうか。原則は，「今あなたが困っていることや，つらいことがあれば聞かせてほしい。でも，無理に話す必要はない。話しても大丈夫という気持になったら聞かせてほしい」と伝えることである。決して侵入的になったり，根掘り葉掘り聞くことは避けるべきである。

しかし，子どものトラウマを聞くことは容易ではない。もし子どもがトラウマを話したら，援助者も同じつらさや苦しさを体験し，それと対峙する覚悟が必要なのである。トラウマを話し出した子どもが泣き出したり，パニックになったとしても，それを受け止め，話してくれたことを心から称え，大丈夫だと安心を送る気構えが必要である。トラウマを抱えている子どもは，それを話したい気持と，話したら自分がパニックになってしまう不安と，相手がきちんと聞いてくれる人なのかどうかという疑問と，相手が話を聞いて混乱しないかという不安などがない交ぜになっている。援助者も子どもとともに悩み，それに耐える覚悟が必要なのである。子どもは，意外に初診の時点で，相手がその覚悟をもっているかどうかを直感的に感じているのではないかと思う。決して侵入的ではなくやや控えめだが，優しくかつ公正で，自分のことをきちんと理解してくれ，芯は確固とした強さをもっている，そんな印象をもたれる援助者でありたい。

## II　子どもの精神療法的アプローチの基本方針

### ■子どもの精神療法的アプローチの特徴

人間の不適応は個人の要因と環境の要因が複雑に関連して生じてくるものである。これは大人と同様に子どもの不適応にもあてはまる。しかし，子どもは大人と比べて，生物学的に未発達であり，身体的にも，知的にも，情緒的にも，認知的にも，性格的にも成熟していない。また，大人の保護のもとでなければ生きることができず，発言や行動に大人の援助を必要とすることも少なくない。したがって，そのような子どもの特性に合わせた精神療法的アプローチを心がける必要がある。まず，精神療法的アプローチを受ける子どもの特徴を列挙してみよう[2]。

### 1）なぜ病院に来たのかという自覚に乏しい，でも直感は鋭い

子どもは自分の症状や行動が精神的なものが原因で生じているという自覚が少ない。あらかじめ，親や周囲から受診について説明を受けていないことも少なくない。しかし，きちんと説明すれば，自分が何かに困っていて，苦しくて，少しでも楽になりたいと思っているということは自覚可能な場合が多い。逆に，周囲の大人は，症状や行動が精神的なものが原因で生じていることは理解できても，子どもが抱いている真の困惑，苦しみ，恐れ，怒り，悲しみなどは実感としてとらえきれていない。

子どもは大人と比べればいわゆる病識が乏しいけれど，それゆえに援助者の表情や態度，あるいはちょっとした変化に敏感で，物事の本質を直感的にとらえる力は鋭いとい

えよう。その意味でも，援助者は子どもといえども一人の人間として正直にそして真摯に向き合い，子どもの自主性・主体性を尊重し，潜在能力と可能性を見出して行かなければならない。

## 2）身体症状が出現しやすい

不適応のあらわれとして身体症状が出現しやすいため，大人と比べて症状が未分化・不安定であり典型的でない。そのため大人の分類や診断基準をあてはめにくい。例えば，うつ病という病態においても，大人の診断基準にはあてはまらない場合があるので，子ども特有の症状を理解しておく必要がある。

p.46で提示した頭痛を主訴に来院したケースのような場合，心理的な要因から出現する身体症状を軽く考えている治療者が少なくない。誤解しないでほしいのは，検査で異常がなくとも，子どもにとって身体症状はとてもつらいものなのである。痛みが主症状の場合，ときにはきわめて激しい痛みであることもある。したがって，身体症状が主症状の場合，心理状態への配慮だけでなく，身体症状への十分な対応を決して怠らないことが大事である。

## 3）行動が問題とされることが多い

不適応のあらわれとして，いわゆる問題行動が生じることも多い。多動，暴力，盗癖，かんしゃく，パニックなどさまざまである。行動が派手で，注目を集め，目立ちやすいため，背後に隠れている本質的な病態が見えにくいことが多いので注意が必要である。

行動が問題とされる場合には，そのような問題を提示することによって，治療の場に登場するきっかけを作っているという意味がくみ取れることが少なくない。あるいは，そのような行動をとることによって，あたかも問題解決を求めているという意味を察知することができることもある。したがって，ただ問題行動の除去を急ぐのではなく，「この子は今なぜ，このような行動をとるのか」という疑問をもち，背後に隠れている本質的な事態に対して一つひとつ丁寧に対応していく必要がある。

## 4）ことばによる表現は困難なことが多い

子どもは大人と比べて，自分の内面をことばで表現することが困難なことが多い。よくしゃべる子どもでも，真の感情を表現することは難しい。健康な大人でも真の感情を表現することは難しいのだから，子どもの場合さまざまな工夫が必要である。

詳細は後述するが，子どもは確かにことばで自分の内面を表現するのは難しいけれど，それでもことばで自分の真の感情や考えを表現してもらうことが精神療法的アプローチの最大の目標であることはつねに念頭におく必要がある。もちろん，ことばだけでは自分の感情や考えをうまく表現できない場合には，その子どもに応じて，非言語的アプローチや家族療法的アプローチを考慮していく必要があることはいうまでもない。

## 5）子どもは環境に大きな影響を受けやすい

子どもは心身ともに発達の途上にあるため，環境の影響を受けやすい。子どもは1日のうち8時間を学校で過ごし，8時間を家庭で過ごし，8時間を睡眠にあてている。したがって，子どもにとっての環境とは，学校か家庭がほとんどである。学校と家庭でどの

ようなストレスを受けているかを十分に確認することは必須である。子どもは大人よりずっと環境の影響を受けていることを認識すべきである。その上で、子どもにとってそのストレスがどれほどつらいかを最大限の想像力を働かせて推察しなければならない。

例えば、学校でいじめを受けている子どもがいたとしよう。いじめる側は数人でも、その他のクラスメートの多くも、その問題になるべく関わりあいたくないため、いじめを黙認する。それだけではなく、その子に話しかけたら自分もいじめられるのではないかと恐れて、クラスのほとんどがその子に話しかけなくなるのである。それを大人の世界にあてはめて考えてみると、会社に行っても誰も話しかけてくれない状況と同じなのである。それは想像を絶する事態である。つまり、大人ではハラスメントとして犯罪に値することが、子どもの世界ではかなり日常的に行われている可能性を想像しなくてはならない。

したがって、典型的なうつ病の病態を呈する子どもであっても、環境の要因を最大限考慮し、まずは環境調整を可能な限り行い、子どものつらさを十分に聴く必要がある。それだけで、薬物療法を行わなくても軽快する症例が存在する。これは、子どものうつ病の臨床を続けているうちに、つくづく感じたことである。子どもは環境の影響を受けやすく、大人が思っている以上にその影響は大きいのだと認識する必要がある。ただ、これを強調しすぎることが、かつて起こった「学校が悪い、あるいは家庭が悪いという原因探し」を助長してしまう危険性には注意が必要である。

## 6）つねに発達の視点を取り入れていく必要がある

子どもの臨床では、つねに発達の視点を取り入れていく必要がある。あらゆる精神疾患の診断において、従来の内因性、外因性、心因性という要因に、新たな発達障害の視点を加える必要性が生じてきたことは間違いのない事実である。これまで、あまり発達障害との関連を指摘されてこなかった疾患（気分障害、神経症性障害、摂食障害など）においても、発達障害という視点で見直すと、一見関係のないようにみえた日々の言動や症状が、初めてつながったものとして理解できることも少なくない。

ただし後述するように、子どもを多面的により深く理解するために、発達の視点をつねに念頭におくことは有用であるが、診断に関しては、過剰診断にならないように慎重な姿勢と覚悟ある態度が必要である。

## 7）家族の協力が不可欠である

幼児期、児童期の子どもへアプローチする場合、家族の協力が不可欠である。症例ごとに家族とどのような関係を築いていくべきかを絶えず認識しておく必要がある。青年期の症例では患者が単独で来院することもあるが、それでも何回かは本人の同意のうえで家族と面談し、協力を得なければならない。

まず目の前の子どもが、家族とどのような関係にあるのかを把握する必要がある。例えば、面接室の中でも母親に依存しやすいか、あるいはむしろ甘えようとしないか。子どもが母親に対して素直に安心感を抱いているか、それともつねに一定の緊張感が漂っているか。母親の対応は、甘やかしすぎる傾向にあるか、あるいは突き放す印象か。家族関係は緊密か、それとも家族関係に距離感を感じるか。また、その関係が待合室ではどう変化するのかなど、注意深く観察する必要がある。そのうえで、援助者は家族とど

のような協力関係を築けるかを考えなければならない。

## ■治療者に求められる態度・対応

上記のような子どもの特徴から，治療者には次のような態度・対応が求められる。また，留意点についてもいくつか述べてみたい。

### 1）病識に乏しい子どもが「もう1度来てみようか」と感じるような態度

援助者は，子どもと良好な信頼関係を結ぼうと考える前に，まず目の前の子どもを心から尊敬することが必要である。子どもは，苦しみ，悩み，つらい思いをしながらも，病院に連れられてきて，見知らぬ他者に自分のことを話している。そのこと自体とても大変なことである。目の前の子どもはそのような大変な作業を行っていることを認識し，謙虚に尊敬の念を抱くことが子どもへの援助の基本である。

その基本を認識したうえで子どもと面接すると，子どもは自分を一人の人間として尊重してくれ，真摯に向き合って十分に話を聞いてくれ，自分の可能性を見出してくれる相手に対して，素直に興味がわき，自然に信頼感が生じてくる。子どもにとっては，自分のことを真剣に考えてくれる他者に出会うのは初めての体験であることが多いのではないだろうか。また，母親の苦衷も理解してくれる（例えば，子どもに受診理由を伝えていない母親を責めたりしないなど）バランス感覚に優れた人には安心感を感ずると思われる。そんな人に対しては，「この人になら話せるかもしれない，もう1度来てみようか」というモチベーションを抱くことになるだろう。

### 2）子どもの精神療法的アプローチはことばによる交流が基本である

子どもにことばで自己の真の感情や考えを表出させることは容易ではない。しかし，だからこそ，子どもがことばで自己の感情や考えを表現することには重要な意義がある。ことばで表現するのが難しいからといってすぐに絵画療法や箱庭療法というのはどうだろうか。援助者としては，それでもなるべくことばで表現するように促していく必要があるのではないか。話すことが困難でも文章にすると能弁な子どもも多い。文章といっても，日記もあるし，ただのメモでもよいし，思考記録表もある。子どもが書いた文章を読んで，初めて目の前の子どもの真の苦しみを知ることも少なくない。子どもにおいても，ことばで自分の真の感情や考えを表現してもらうことが精神療法の最大の目標であることはつねに念頭におく必要がある。ことばの力は偉大である。

### 3）身体症状や問題行動に対しどのように対応するか

身体症状が主症状の場合，心理状態への配慮だけでなく，身体症状への対応も怠らないことが大事である。例えば，摂食障害の治療でも，精神療法的アプローチに偏りすぎるとうまくいかないことが多い。まず毎回の診察において，血圧を測り，脈をとり，体重を測定し，身体の疲れ具合を尋ね，身体的に困っていることはないか丁寧に聞き，必要であれば点滴を行う。身体症状が改善していく中で初めてカウンセリングが成立してくるのである。これは心因性の身体症状すべてにいえることだと思われる。

いわゆる問題行動が主症状の場合，先に述べたように，「この子は今なぜ，このような

行動をとるのか」という疑問が対応への第一歩である。かつて，子どものうつ病の併存障害（comorbidity）として，素行障害（CD）や注意欠如・多動性障害（ADHD）が多いという欧米の報告に対して，わが国の児童精神科医は，「非行や多動の子がうつ病になるわけがない」という反応が多かった。先入観にとらわれず，症状を一つひとつ確認していく作業が必要なのである。いわゆる問題行動といわれているものの背後には，あらゆる精神疾患が潜んでいる可能性があるのである。

### 4）いくつかの治療技法を学ぶ必要がある

村瀬[2]は，「子どもを治療者の得意な技法にのせるのではなく，その子の今の状態—つまり，患児の精神障害の種類のみならず，パーソナリティ，発達状態，年齢—にとって，どんな技法がよいのかを考えていく」と述べている。箱庭療法，絵画療法，音楽療法，遊戯療法など，さまざまな技法を学ぶことは重要である。それらの技法すべてに習熟することは容易ではないが，いくつかの治療技法を学び，実際に行ってみる必要がある。新しいことを学び，自分のものにしようという意欲とバイタリティは，児童精神医学を志す人には必須の事項である。その中で，自分に可能な技法を数種類準備しておくとよいだろう。しかし，その治療技法はあくまでも全体の治療の流れの中によく統合されて，技法自体が浮き上がらないことが大切である。

### 5）子どもの発達の程度を的確に理解する

子どもの発達の程度を的確に理解し，発達障害の過剰診断にならないように注意する必要がある。発達障害の診断をつける場合には，DSM-5[6]などの操作的診断基準を用いるだけでなく，詳細な生育歴を聴取する必要がある。その場合，標準化されたPARS（広汎性発達障害日本自閉症協会評定尺度）などを用いるとよい。また心理検査・知能検査も可能な限り行うことはいうまでもない。

ただし，発達障害に過剰診断が生じやすいことは，疾患自体がもつ特性でもある。発達障害は，統合失調症や双極Ⅰ型障害のようなカテゴリーに分類できるcategoricalな疾患ではなく，正常から重症に至るまで連続的に移行するdimensionalな障害だからである。

診断に際しては，個々の症例において，従来の精神障害の診断とともに，発達障害的要素がどの程度認められるのかという評価を，丁寧に行っていくことが大切である。また，生得的な発達障害の要因がどのくらいで，後天的な環境要因がどのくらいか，あるいはその人のプラスの特質と考えられるところがどの程度認められるか，などの多面的な理解が必要になる。発達障害という診断をつけることによって，新たな治療が開始されたり，これまでの治療方針が変更されたり，診断によって本人が初めてこれまでの生きづらさの意味を理解できたりする場合は診断する価値があるが，ただレッテルをはるだけの診断は厳に慎まなければならない。

### 6）家族・学校とどのようにして協力関係を築いていくか

援助者は，子どもと良好な信頼関係を築くだけでなく，家族とも協力関係を築いていかなければならない。もちろん，子どもの援助と治療が目的ではあるが，親もまた苦しみ，悩み，つらい思いをしているという事実を汲む必要がある。援助者はむしろ親から学ぶ姿勢をもつ必要があるだろう。子どもについての真実を最も知っているのは親であるこ

とを認識し，あくまでも謙虚な姿勢が必要である。

　学校関係者とも協力関係を築いていかなければならない。学校関係者とどこまで情報を共有するかについては，その子どもに応じて考えていかなければならないが，教師に子どもの状況について教えてもらい，どのような対応がよりよいかをともに考えていくという姿勢が必要なのではないかと思う。

## ■子どもの精神療法的アプローチの実際

### 1）治療の初期に行うこと

　初期の面接で行うことは，子どもの症状を把握すること，良好な治療関係を形成すること，子どもの感情の動きや考え方を確認すること，現在の状態についての説明と治療の同意を得ること，そして治療の動機づけを行うことである。

　まず子どもの症状を丁寧に聞いていくのであるが，本人の話す内容がいかに拙くとも，すぐにことばをはさむことなく，子どものことばに十分な関心をもって傾聴することが重要である。ただし，子どもの場合，ことばが出てこないことや，いいたいことがうまくいえなくて困惑したりすることもある。子どもがことばに詰まったりしたときには，きっかけを与えたりしながら，うまくことばが出るような配慮をしていく。ある程度話したところで，子どもが伝えようとしていることを，「～ということなのね」と確認していく。子どもは治療者がきちんと理解してくれていることがわかり安心するだけでなく，自分の感情や考えの確認にもなる。また，相手がいいたいことをうまく表現できないときには，「もし間違っていたら悪いんだけど，～ということなのかな？」と聞いてみる。もしそれが適切な表現であれば，子どもは自分の感情や考えがうまく言語化された体験をして，すっきりした気持ちになるだろう。そして，話の中に励ましやいたわりをさりげなくはさんで，これまでの苦しかった体験に心から共感の気持ちを伝えていく。また，自分の体験を何とかいえたときには，「よくいえたね」と心からの賞賛を送るのである。

　要するに，診察場面では子ども自身が主役で，治療者は話の糸口をつけるだけであり，話されることを熱心に受け止め，ためらうときには自然に元気づけ，うまく表現できないときにはことばをおぎない，うまくいえたときには賞賛し，子どもの感じている苦しみ，つらさとその背景を描き出すことに努めるわけである。

　そのようにして明らかになることは，治療者が初めて知ることだけでなく，話し手の子ども自身にとっても，それまで不明瞭であったことがはっきり見えてくる体験になるのである。また，家族にとっても子どもの行動の意味を初めて知る機会となり，いつもネガティブな意味にしか取れなかった行動が別の見方もできる新鮮な体験となるのである。すなわち，治療者，子ども，家族の目の前に子どもとその病態と，それを取り巻く環境や状況の全体像のイメージが浮かび上がってくるのである。参加者皆が，「ああ，そうだったのか」とうなずくような面接ができればと思う。

### 2）中間期以降の対応

　中間期になると，次第に信頼関係が深まり，治療者と子どもの治療関係が確立する。子どもは治療者に親近感を感じ，積極的に話をするようになる。そして，さまざまな形で自己を表現するようになっていく。中間期に行うことは，子どもに自らの感情を表現

させることである．治療の初期には話すことができなかった過去のつらい体験なども話すことができるようになっていく．また，現在の気持ちを表現することにも慣れ，真の感情を適切に表現することが可能となる．箱庭療法や絵画療法などの非言語的精神療法や認知行動療法を始めるのも，この時期が多い．

また，私は多くの子どもに日記や睡眠・覚醒リズム表（p. 84, 図13）のような形で前回受診から次の診察までの間の出来事やそのときに感じたことや考えたことを書いてきてもらっている．本格的な認知行動療法の「思考記録表」を書いてくる子どももいれば，困っていることをただ羅列してくる子どももいる．書き方は本人の自由に任せているが，自分を客観的にモニターし，自分の感情や思考を言語化し，自分に対する何らかの気づきが生ずることができればと思っている．診察では日記の中の出来事を1つか2つ取り上げて話題にすることが多い．

また，治療関係が深まってくるにつれ，治療者に過度に甘えてきたり，過剰な信頼を寄せてきたりするようにもなる．逆に意に添わないことがあると，治療者に怒りをぶつけたり，イライラしたりすることもある．それに対して，治療者側にもさまざまな感情が生じてくる．子どもの感情が動くだけ，治療者の感情もそれに応じて揺れ動くことになる．

そのようなとき，治療者は子どもの感情に対してそのまま反応するのではなく，穏やかにやさしく投げ返し，ユーモアや遊びの雰囲気を醸し出していく．正直に自分の気持ちや考えを伝えることや，制限やできないことを確認することもある．そうすることによって，子どもは自分の中のさまざまな感情に，穏やかな形で気づくことが可能になっていく．

このようなやりとりを通して，混沌としていた子どもの感情が整理されていく．安定した治療者に支えられて，傷ついた自尊心が癒され，基本的信頼感が回復していく．子どもは自己否定の気持ちが薄れ，自分や周囲を受け入れる気持ちが芽生えてくるのである．

## 3）母子同席面接の方法

筆者は子どもの診察において，子どもと母親の同席面接を行う場合が多い．また，できる限り父親の参加も促している．前半は本人と面談を行う．日記を話題にしたり，今困っていることを取り上げていく．母親は傍らで聞いているが原則として口をはさまないこととする．後半は，「お母さんに話を聞いてもいいですか」と本人に断ってから，母親に家庭での状況を聞く．母親に話を聞きながら，その話題ごとに本人に確認しながら感想を聞いていく．本人が個別に話したいという場合には，個人面接の後に母子同席面接を行っている．

本人との面接では，具体的な出来事をめぐる本人の考えや感情が表出される．一人では不安で母親に確認したり助けを求めたりする子どももいる．その内容は毎回治療者にとっては新たな発見がある．治療者は本人が自らの考えや感情を率直に表出してくれたことを称え，建設的な行動には心からの賞賛を送る．本人にとってはネガティブと考えられた行動に対しても，ポジティブな意味で考えられないかともに考えていく．そのやり取りを母親に傍らで見ていてもらうのである．

母親との面談においては，なるべく具体的な家庭や学校での状況を聞いていく．母親

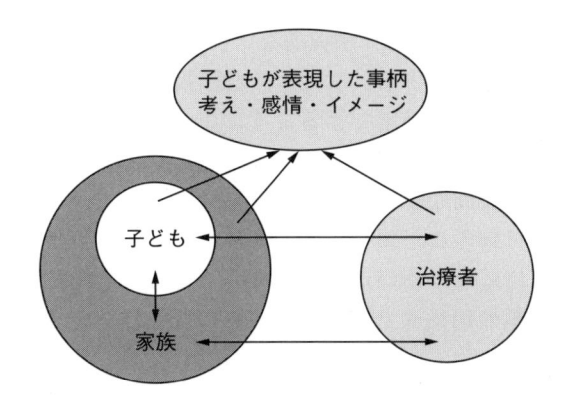

**図4 子どもと家族と治療者の関係**
(傳田健三：臨床精神医学 36：1423-1427, 2007[7])より引用)

のあげる話題ごとに本人の感想や言い分を聞いていく。母親の述べる内容に文句をいう子どももいれば，冷静に訂正する子どももいれば，母子の口論となる場合もある。

　治療者は原則として平等な立場に立ち，双方に事実を確認していく。「あなたはこういうつもりでやったのだけれど，お母さんはこのように受け取ったのですね」というように，問題となっている事態に対する母子の認識の差を明確にして確認していく。そして，症状や問題行動について，それがポジティブな意味で考えられないか皆で考えていく。もちろん症状や問題行動を何でも本人の都合のいいように解釈するのではなく，その中に含まれる子どもの優れた点や前向きな点を見出す姿勢を大切にする。そして，問題となっている事態に対して，本人，親，治療者それぞれが具体的に何ができるかをともに考えていく。

　図4[7])は，以上の母子同席面接のイメージを図示したものである。治療者は子どもとの面接において子どもの感じている苦しみやつらさを聞き，具体的な出来事に対する考えや感情を表出させる。不明瞭な点はそのつど質問して確認する。学校の話が出ればどんな学校かイメージし，あたかも皆の目の前にその状況が描き出されるように聞いていくわけである。言葉で表出することが困難な子どもは，絵画や箱庭がこの役割を果たすことになる。

　そのようにして表現された事柄を皆で眺めることは，治療者にとっても，母親にとっても，話している子ども自身にとっても新鮮な体験となり，新たな気づきにつながっていく。次に，母親の意見を聞いていくと，目の前のイメージがまた別の見方で見えてきたり，奥行きが出てきたり，多面的な様相を呈してくるかもしれない。子どもはそれに反論するかもしれないが，子どもと母親の考え方や感じ方の差が浮き彫りにされ，新たな発見が皆に生じていく。

　治療者は平等な立場に立ちつつ母子の認識の差を明確にしていく作業を行うが，問われれば率直に治療者の意見を述べたり，あえて「私見ですが」と断って意見をいうこともあるし，積極的にアドバイスをすることもある。とかく精神療法において，積極的なアドバイスは指示的あるいは干渉的と誤解されがちである。治療者の考えを押しつけることが論外であることはいうまでもないが，適切なアドバイスは不可欠である。スポーツの名コーチのアドバイス1つで選手が劇的に成長するように，ただただ見守るだけが

よいとは限らない．もちろん，積極的なアドバイスには裏付けと確信がなければならず，覚悟と責任も生じるのである．このような面接を行っていくと，子どもも母親も治療者も新しい視点から問題を理解できるようになっていく．そして皆で問題に向かって解決していこうという姿勢が整っていくのである．

　なるべく具体的な問題をあつかい，現実的に考えていくことが原則であるが，ときが来れば，今後や将来のことについても触れていく．勉強はどうするか，高校はどこに行くのか，将来は何になりたいかなどについてともに考えていく．それは，目の前の現実のさまざまな問題の延長線上にある地平線に皆で目を向けていく作業である．目の前の問題が具体的に解決していくほど，地平線につながるパースペクティブが明瞭に見えてくるのである．

## ■ 文　献

1) 傳田健三：子どもへの精神療法的アプローチ：幼児期／学童期．精神科臨床エキスパート・シリーズ「非専門家のための児童・青年期患者の診方と対応」．医学書院，東京，2012
2) 村瀬嘉代子：子どもの精神療法における治療的な展開—目標と展開—．新訂増補 子どもと大人の心の架け橋．金剛出版，東京，2009
3) 村瀬嘉代子：家族成員の立ち直りを支えた治療者—家族統合促進機能に果たしたその象徴的および実際的役割—．心理療法のかんどころ．金剛出版，東京，1998
4) Kleinman A：The Illness Narratives：Suffering, Healing and the Human Condition. Basic Books, New York, 1988（江口重幸，五木田紳，上野豪志 訳：病の語り—慢性の病をめぐる臨床人類学．誠信書房，東京，1996）
5) 下坂幸三：アノレキシア・ネルヴォーザ論考．金剛出版，東京，1988
6) American Psychiatric Association：Diagnostic and Statistical Manual of Mental Disorders, 5th Edition（DSM-5）. American Psychiatric Association, Washington, DC, 2013
7) 傳田健三：子どもと家族に対する一般的な精神療法．臨床精神医学 36：1423-1427, 2007

# Part 2 子どものうつ病への精神療法
## —認知行動療法と対人関係療法—

　第1章 Part 3 において述べたように，子どものうつ病への精神療法として，認知行動療法（CBT）と対人関係療法（IPT）の有効性が報告されている[1〜5]。本 Part では，CBT と IPT について解説したい。うつ病に対する精神療法の王道である。子どものうつ病に対する精神療法として参考になる部分が少なくないと思う。ただし，CBT や IPT が適応な子どもとは，自分の感情を客観的に認識することができ，それをことばである程度表現することが可能でなければならない。小学生ではなかなか難しいといわざるを得ない。中学生以上でも正式な CBT や IPT が適応となる子どもはかなり限定されるのが現実といえる。CBT や IPT を子どもに適用する場合，どのような工夫や改良が必要なのかを述べてみたい。

## I　認知行動療法（CBT）

　「ものの見方や考え方」や「現実の受け取り方」を「認知」と呼ぶが，「認知」に働きかけてそのあり方を変えて，目の前の問題に対処することによって，抑うつや不安といった感情の障害や心のストレスを改善しようとする精神療法が CBT である[6]。

　私たちの気持ちや行動は，何か出来事があったときに瞬間的に頭に浮かぶ考えやイメージに影響を受けている。それを「自動思考」と呼ぶ。マイナスの「自動思考」が生じると，それによって気分や行動が大きく左右されることになる（図5）。

　例えば，街を歩いていたら偶然クラスメートに出会ったとする。ところがそのクラスメートは自分には目もくれず，挨拶もしない。

　①「クラスメートは私のことなど気にもかけてくれない」という考えが浮かぶと，悲しみや寂しさという気持ちが沸いてくる。

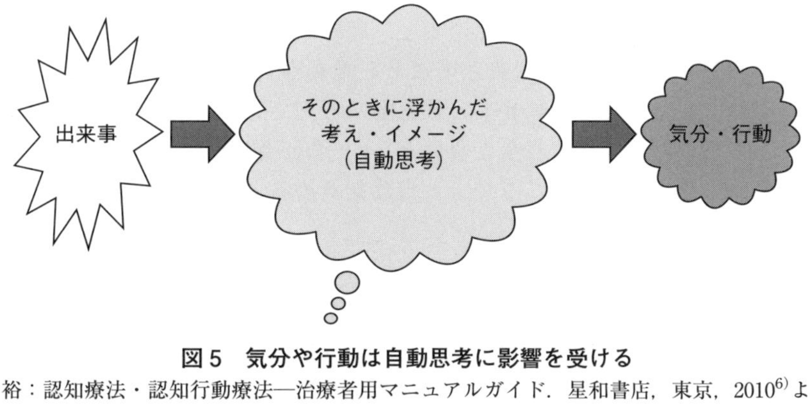

**図5　気分や行動は自動思考に影響を受ける**
（大野　裕：認知療法・認知行動療法—治療者用マニュアルガイド．星和書店，東京，2010[6] より引用）

②「あのクラスメートを怒らせるようなことを何かしただろうか」という考えが浮かぶと，不安や恐怖という感情が生じてくる。
③「挨拶くらいしてくれてもいいのに，ひどいやつだ」という考えが浮かぶと，怒りを覚え攻撃性が高まる。
④「きっと私に気づいていないのだろう」という考えが浮かぶと，少し気持ちが軽くなる。そして，思い切ってこちらから声をかけてみようかという勇気と希望が沸いてくる。

このように，同じ体験をしても，それをどのように捉えて考えるかによって，そのときに感じる気分や行動は随分違ってくるものである。

子どもに対しては，以上のような「出来事」と「自動思考」と「気分・行動」について，図5を用いて具体的に説明していく。いつも，「どんな出来事があり」「どんな考えが浮かび」「どんな気分になり」「どんな行動をとったか」と自然に考えられるように練習していくことを促していく。

CBTは，現実に目を向け，考えを柔軟にして，目の前の問題に対処することによって，気分を改善することを手助けする治療法なのである。ここでは大野[6〜8]およびBeck[9]を参考にCBTを解説し，とくに子どもに対する場合の工夫や改良点を検討したい。

## ■うつ病に特有な悲観的な考え方：「否定的認知の三徴」

うつ病に特有な悲観的，否定的な考え方を「否定的認知の三徴」と呼ぶ。うつ状態に陥っているとき，私たちは「自分」「周囲」「将来」の3つに対して否定的な考えをもつようになる。

### 1）自分自身に対する否定的な考え

うつ病になると，症状として，集中力がなくなり，思考力が低下し，物事を決断することが困難になってくる。うつ病の人は，この症状を，自分の能力がないと思い込み，自信を失い，自分の価値を否定するようになる。そして次第に，「きちんとできない自分はだめな人間だ」「集中力もないし，物覚えも悪い」「自分のせいで皆に迷惑をかけている」と考えて，自分を過小評価して，否定的に考えてしまう。

### 2）周囲との関係についての悲観的な考え

自分の能力に自信がもてなくなると，周囲の人たちに対しても疑い深くなっていく。自分に自信がないと，「私なんかのことを誰も本気で相手にしてくれない」「皆，私のことを避けているのではないか」と被害的に考えて，対人関係がどんどん消極的になっていく。さらに対人関係に自信がないと，「友達と会話がはずまないのは私のせいだ」「私が悪いから誰も近づいてこない」と自分を責めるようになる。そして，ますます自分の世界に引きこもるようになっていく。

### 3）将来への希望を失う

自分の能力に自信がもてなくなり，人間関係にも不安が強いと，将来に対する希望もなくなっていく。「今後もこのような状態が続くだろう」「何をやっても結果は同じだ」

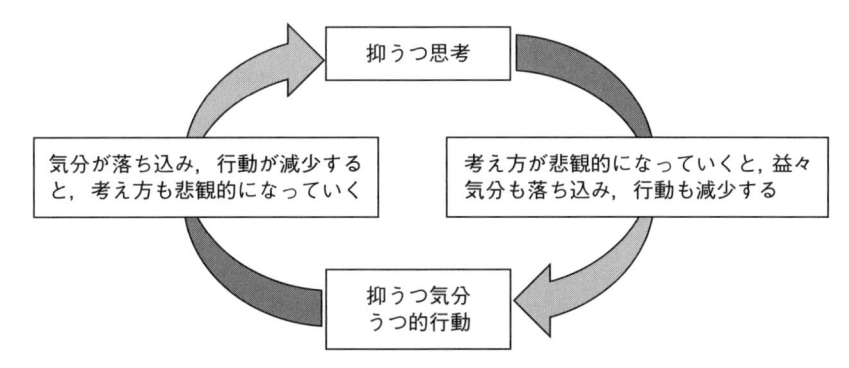

**図6 うつ状態の悪循環**
(大野　裕：認知療法・認知行動療法—治療者用マニュアルガイド．星和書店，東京，2010[6]より引用)

と考えるようになる．そして，将来に絶望して，「このまま消えてしまいたい」「皆に迷惑がかかっている．死んだ方がましだ」と思い詰めるようになる．

CBTは，まずこのようなうつ病に特有な悲観的，否定的な考え方に気づくことが第1の目標である．そして，気分が落ち込むと考え方は悲観的になり，考え方が悲観的になるとますます気分が落ち込んでいくという悪循環に陥るというパターンを認識していく．このように，思考と気分・行動は（すなわち認知と気分・行動は）密接な関係にあることに気づき，客観的な状況とどのように異なっているか，現実に目を向け，考えを柔軟にして，目の前の問題に対処するにはどうしたらよいかを治療者と一緒に考えていくわけである（図6）[6]．

子どもに対しては，「マイナス思考（自動思考）」と「憂うつな気分」と「ひきこもり行動」がつねに関連していることを指摘していくとよい．「またいつものマイナス思考が出てきたかな」「それがうつに特有のひきこもり行動かもしれないね」と，まさに「今，ここで」子どもに生じた思考，気分，行動を指摘して，気づかせていくことがCBTの導入につながっていく．

## ■うつ病に特有な認知の歪み

### 1）恣意的推論

恣意的推論とは，根拠が少ないのに，あることを信じ込み，思いつきで先走り，勝手に独断で物事を判断してしまうことをいう．仲のよい友達が，別の人と楽しそうに話をしていたとき，「あの人は，私より別の人と話している方が楽しいんだ」「仲間はずれにされてしまった」と思い込んでしまう場合などがあてはまる．

### 2）二分割思考

二分割思考とは，何事も「白か黒か」「○か×か」「全か無か（all or nothing）」「善か悪か」「成功か失敗か」というように，曖昧な状態を許さず，物事を両極端に分けてしか考えられないことをいう．少しでも満足できないことがあると，すべてが失敗したように感じられてしまう．完璧主義的な人が陥りやすい．

### 3) 選択的抽出

選択的抽出とは，自分が気にしていることあるいは関心を向けていることばかりに目がいってしまう状態をいう。友達に仲間はずれにされたのではないかと考えていると，自分が嫌われている部分や自分の欠点ばかりに目が向いてしまうようになる。

### 4) 拡大視・縮小視

拡大視・縮小視とは，自分が気にしていることばかり大きく考えてしまい，自分の考えに合わない部分は過小評価してしまうことをいう。自分の欠点や失敗ばかり大きくとらえる反面，長所や成功などは非常に小さく考えてしまう。

### 5) 極端な一般化

極端な一般化とは，ごくわずかな事実やたった一度失敗したことを取り上げて，すべてがだめだと決めつけてしまう状態である。一度失敗すると，「何をやってもうまくいかない」と結論づけてしまう。

### 6) 自己関連づけ

自己関連づけとは，何か悪いことが起きると，何でも自分が悪いからだと結論づけてしまうことである。必要以上に自分を責めて，無力感をつのらせる。結果として，事態は問題を解決する方向へは向かないことが多い。

### 7) 情緒的な理由づけ

情緒的な理由づけとは，自分の感情状態から物事を判断してしまう状態をいう。例えば，クラス替えがあって，不安と緊張を感じたとき，「初めての友達も多く，不安や緊張を感じるのは当たり前だ」と考えられず，「こんなに不安なのだから友達とうまくやっていくのは難しい」と思ってしまう。

以上のような，うつ病に特有な認知の歪みを，子どもの話の中から引き出して，「今，ここで」のタイミングで，「またいつもの全か無か思考が出てきたね」と指摘していくと，子どもも次第に気づいていくようになる。

## ■ CBT の実際

### 1) 治療者・患者関係

CBTにおける治療者・患者関係は，「協働的経験主義（Collaborative empiricism）」と呼ばれる関係である。この関係を，指示的アプローチおよびカウンセリングと比較すると図7のようになる[6]。すなわち，指示的アプローチでは治療者から患者に対して一方的な指示やアドバイスが送られる。状況によってはこのようなアドバイスを送る場合もあるが，それは一時的な場合に限られる。カウンセリングの治療者・患者関係は，基本的にクライエント中心であり，クライエントが話し，それに治療者が応え，質問していく。あくまでクライエントが自ら気づき，洞察していくのを待つことになる。

それに対して，CBTでは治療者はスポーツのコーチに例えられる。治療者は患者を励

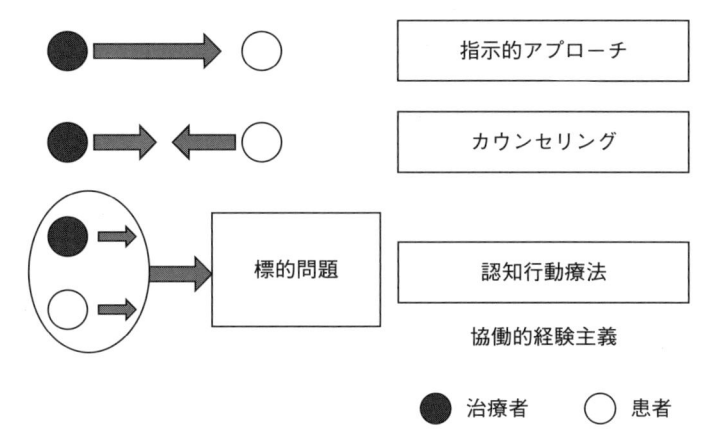

第2章　子どものうつ病の精神療法　61

**図7　認知行動療法の治療者・患者関係**

まし応援するだけでなく，適切な形で手助けしていく。答えがわかっていてもあえて本人に考えてもらうこともある。このように，患者と治療者が力を合わせて科学者のように現実に目を向け，標的問題に対してバランスよく考えていけるように手助けする治療者の姿勢を「協働的経験主義」と呼ぶ。

## 2) CBTの導入

### ①問題点を明らかにする

心理的な問題で悩んでいる人は，自分の辛い感情に圧倒されて，物の見方や考え方が狭くなったり，偏ってしまったりすることが多い。幅広い，客観的な視点から事態を見ることができなくなっている。そのため，まず，自分が困っていることは何か，現在の問題点は何かを明らかにしていく必要がある。なるべく具体的に，問題を整理していく。きちんと問題点が整理されれば，おのずから問題の本質とその解決策が見えてくることが少なくない。

### ②問題点を整理する

問題点を整理するためには，状況（環境の変化があったか，何か事件があったか），行動（行動の変化があったか，どんな行動をとったか），気分（どんな気分だったか，悲しみは，憂うつは，不安は，怒りはどれくらいあったか），身体（身体の症状は，疲れたか，元気か，眠れるか，食欲は），思考（どんな考えが浮かんだか，どのように考えたか）の5つの領域に分けて確認していくと自分の問題が整理しやすくなる。そうすると，5つの領域がお互いに影響しあっていることに気づいていくのである。

### ③自分の気分に気づく

気分を変えたり，コントロールするためには，まず，自分の気分を確認しなければならない。自分の気分に気づくためには，気分が大きく動揺したときの状況を確認することから始める。いつ，どこで，誰が，何を，どうしたかを思い出してみる。そして，そのとき，どんな気分が，どれくらいの強さで生じたかを確認していく。

### ④自分の自動思考に気づく

自分の自動思考に気づくためには，気分が大きく動揺したり，何らかの行動をとったりしたときに，何が頭の中に浮かんでいたかに注意を向ける。それは，ことばであったり，

イメージであったり，記憶であったりする。
⑤ CBT の心理教育

子どもにはうつ病および CBT の心理教育がとても重要である。これは時間をとって何度も繰り返し行う必要がある。CBT の心理教育は，基本的には以下の内容を本人の理解力に合わせて行っていくことになる。

- CBT は，あなたがつらくなったときに頭に浮かぶマイナス思考（自動思考）を，現実にそった柔軟なバランスのよい考えに変えていくことで，そのときに感じるストレスを楽にする方法である。
- つらくなったときにそのように考えてしまうのは，あなたが悪いわけではない。ここで問題にするのは「あなた」ではなく，「あなたの考え」である。「あなた」は変えられないが「あなたの考え」は変えられる。もっと自由な考え方を身につけると，もっとあなたらしく生きていけるようになる。
- 考え方が変わることを実感として体験したら，実際の問題を解決したり，人間関係を改善する方法を練習していこう。

## 3) 症例の概念化

症例の概念化とは，治療初期の見立てとして，患者をどのように理解し，評価し，今後の方針を立てるかという作業である。**表8**に「症例概念化ワークシート」を示した。大野[6]の「認知行動療法事例定式化ワークシート」を参考にしたものである。後述する症例 A を概念化するとこのようになると思われる。これをもとに，治療が開始される。治療の実際について**図8**に模式化した。

①診断／症状

患者が訴える症状を患者のことばで書き込んだ上で，DSM ないし ICD に準拠して診断を行う。また，その重症度についても記載する。

②形成期の影響

発達に問題があれば，発達障害の有無，どんな発達障害か，その程度はどうかについて記載する。発達障害が疑われれば PARS（広汎性発達障害日本自閉症協会評定尺度）を施行する。また，発達過程での体験やその特徴，それによって生じた影響を書き込んでいく。発達歴からスキーマが推定できることが多いことから，症状の形成を理解するのに役立つ出来事や体験を中心に書き込む。患者が持っている基本的スキーマを明らかにする目的で，両親との関係，発達段階における出来事，性格形成に関連した体験などを記載する。

③状況的な問題

発症のきっかけは何か（発症要因），何が症状を持続させているのか（活性化要因）について参考になる出来事やエピソードを記載する。子どものうつ病の発症には複数の誘因が関与していることが多い（友達関係のトラブル・葛藤，教師との関係，両親との問題，兄弟姉妹との関係など）。しかし，誘因が認められない場合も存在するので，その場合はそのことを書いておく。活性化要因とは，症状を悪化させたり，回復を妨害している要因である。これも複数の要因が相互に関連していることが少なくない。

④生物学的，遺伝学的，および医学的要因

本人と家族について，情報を収集して記入する。

第2章　子どものうつ病の精神療法　63

表8　症例概念化ワークシート

| | |
|---|---|
| 患者名：A，12歳，女性 | |

| |
|---|
| 診断／症状：大うつ病性障害（重度）／憂うつ，眠れない，皆に申し訳ない，死にたい |
| 形成期の影響<br>両親と双子の姉との4人暮らし。父親49歳，技術職，うつ病の治療歴がある。母親は43歳，専業主婦，バランスのとれた性格。双子の姉は明朗活発で，友達も多い。Aは内向的で神経質。コミュニケーションの障害，社会性の障害，こだわりなどの広汎性発達障害の傾向があるが軽度であり診断には至らない程度。姉の助けもあり小学6年生までは対人関係面も含めて順調に発達した。姉とともに地元の公立中学校へ入学した。 |
| 状況的な問題<br>中学に入学後，吹奏楽部に入部（姉は別の部活に入部）した。仲のよい友達ができたが，何人かの友人から嫌がらせを受けた。部活はきわめて多忙で，休日も毎日練習がある。 |
| 生物学的，遺伝学的，および医学的要因<br>父親はうつ病の治療歴がある（現在は寛解）。父親も軽度の広汎性発達障害の傾向を持つ。 |
| 長所／強み：真面目で根気強い。責任感がある。 |
| 治療の目標<br>1) 抑うつ気分，不眠，自責的な考え，自殺念慮などの抑うつ症状の改善<br>2) 友達関係の修復<br>3) 登校が可能になり，勉強・部活を今まで通り行えるように回復<br>4) 部活の顧問の先生，担任教師，スクールカウンセラーに相談できるようになる |
| 出来事—自動思考—気分—行動（具体例）<br>身体がだるい→でも登校しなければ→焦り，落ち込み→学校を休む |
| スキーマ<br>何でも完璧に行わなければならない，つらくても頑張らなくてはいけない，何でも1人で取り組まないといけない |
| 作業仮説<br>小学校までは双子の姉の手助けや両親の援助により順調に経過してきた。中学校に入ってからは，姉と違う部活に入り，何でも1人で取り組まないといけないと考えている。何でも完璧に行わなければならない，つらくても頑張らなくてはならないという気持ちが強く，オーバーワークになり疲弊してしまったと考えられる。部活の何人かの友達に誤解を与える発言をして嫌がらせを受けたことをきっかけに抑うつ的となり，孤立してきている。 |
| 治療プラン<br>1) 抗うつ薬（SSRI）による薬物療法<br>2) 環境調整（部活の顧問の先生に友人関係の調整を依頼する，しばらくの自宅療養）<br>3) 生活リズムの改善，3食の食事摂取<br>4) 睡眠・覚醒リズム表を用いた症状のモニタリングと自らの状態の確認 |

（大野　裕：認知療法・認知行動療法—治療者用マニュアルガイド．星和書店，東京，2010[6]より引用改変）

⑤長所／強み

　患者の長所や強みを書き込む。治療者はつい患者の問題ばかりに目を向ける傾向があるが，人には問題もあればよい面も存在する。このようなフェアーな視点は，CBTの大きな特徴の1つである。真面目で頑張り屋であることは，うつ病になりやすい側面でもあるが，ひとたびうつ状態が回復すれば，改善への重要な強みにもなる。その強みを生かしていくという視点がCBTでは重要であり，そうした姿勢を治療者が示すことが患者

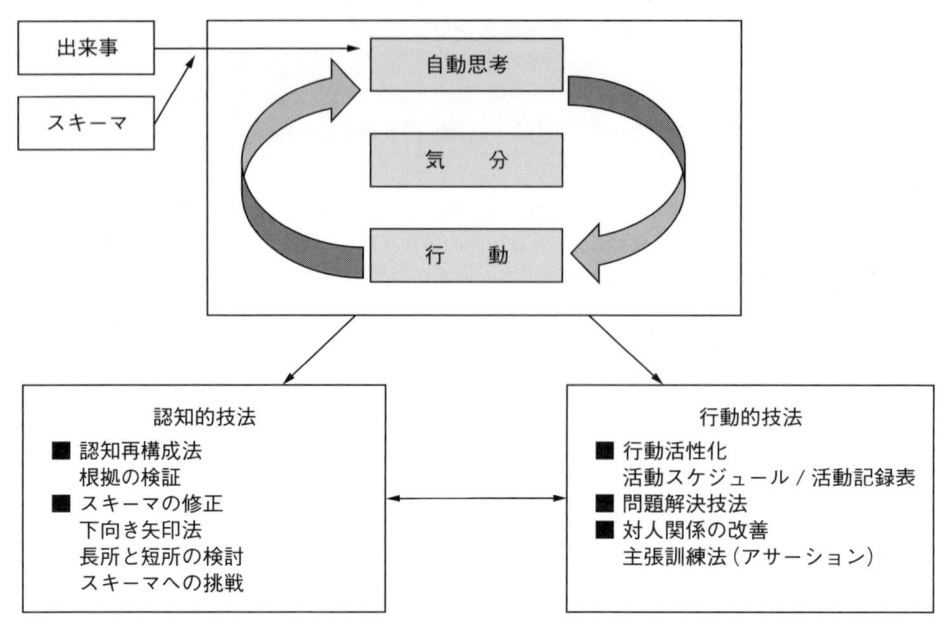

**図8 認知行動療法の実際**
(大野　裕：認知療法・認知行動療法―治療者用マニュアルガイド．星和書店，東京，2010[6]より引用)

のロールモデルにもなる。
### ⑥治療の目標
　患者と一緒に，改善の目標を立てる。**表8**のように
- 抑うつ気分，不眠，自責的な考え，自殺念慮などの抑うつ症状の改善
- 友達関係の修復
- 登校が可能になり，勉強・部活を今まで通り行えるように回復
- 部活の顧問の先生，担任教師，スクールカウンセラーに相談できるようになる

などがその例である。
　治療の目標は，抑うつ症状の改善のような全般的な目標と，スクールカウンセラーに相談できるようになるなどの具体的な目標に分けるとわかりやすい。また，治療の目標は，「それが重要な問題であること」「自分でコントロール可能であること」「具体的で現実的であること」が重要である。
### ⑦出来事―自動思考―気分―行動
　最近の具体的な出来事において，どのような自動思考が浮かんだか，どんな気分になったか，どのような行動をしたかを書く。これが思考記録表をつけるきっかけにもなる。最近の出来事で，気分が大きく動いた状況を思い出してもらい記述する。**表8**では，
　　身体がだるい→でも登校しなければ→焦り，落ち込み→学校を休む
という例をあげた。
### ⑧スキーマ
　上記の「出来事―自動思考―気分―行動」の特徴的なパターンから，患者のスキーマを同定していく。初期の数回の面接だけでその子どものすべてを理解できるものではないから，治療が進むにつれてスキーマを書き直していく。**表8**では，「何でも完璧に行わ

なければならない」「つらくても頑張らなくてはならない」「何でも1人で取り組まなければならない」を書いた。

⑨作業仮説

症例の概念化を要約する形で，治療的介入のための基本的な作業仮説を書き込む。作業仮説は，患者の抱えている問題に関する認知モデルと連動するように考えていく。**表8**では「小学校までは双子の姉の手助けや両親の援助により順調に経過してきた。中学校に入ってからは，姉と違う部活に入り，何でも1人で取り組まないといけないと考えている。何でも完璧に行わなければならない，つらくても頑張らなくてはならないという気持ちが強く，オーバーワークになり疲弊してしまったと考えられる。部活の何人かの友達に誤解を与える発言をして嫌がらせを受けたことをきっかけに抑うつ的となり，孤立してきている」という作業仮説を書いた。

⑩治療プラン

ここでは，
- 問題リスト（精神的／身体的症状，対人関係，学校生活，家庭環境などの問題）
- 患者の発達歴（発達障害の有無，その程度，両親の養育など）
- 患者とともに作成した治療目標
- 治療者の作業仮説
- 治療関係

などの情報をもとに治療プランを作成する。**表8**では，「1）抗うつ薬（SSRI）による薬物療法，2）環境調整（部活の顧問の先生に友人関係の調整を依頼する，しばらくの自宅療養），3）生活リズムの改善，3食の食事摂取，4）睡眠・覚醒リズム表を用いた症状のモニタリングと自らの状態の確認」とした。

## 4）思考記録表をつける

自分の気分や思考を確認し，振り返るために思考記録表をつけてもらう（**表9**）。思考記録表をつけていくと，自分の気分に気づきやすくなり，自動思考を確認することができるようになっていく。自分の気分や自動思考に気づくと，自然に，新しい，別の見方や考え方が思いつくようになる。思考記録表をつけることで，自然に気分を楽にする技術が身についていく。これを繰り返し練習すればするほど，技術は向上していく。

ただし，子どもにおいては，思考記録表をきちんと書くことができる場合は多くはない。中学生でも適応の子どもはわずかである。したがって，思考記録表にあまりこだわりすぎない方がよい。実際には，後述するような患者独自の日記や睡眠・覚醒リズム表を子どもに応用した形で利用することが多い。

①状況（ある感情が生じた出来事について）

いつ，どこで，誰が，何を，どうしたか，というようにまとめると書き込みやすい。普段の生活の中で，気分が動揺したときの状況をできるだけ具体的に書く。すなわち，気分が落ち込んだり，不安が襲ってきたり，いらいらがつのったり，不快な感情を抱いたりしたときの状況を思い出して記載していく。

②気分（どう感じたか，レベル：0～100％）

先に書いた「状況」の中で，自分が感じた気分や気持ちを率直に書いていく。そして，その気分を0～100％の数字で表してみる。気分は簡単な単語で表現してよい。例えば，

表9 思考記録表

| 状況 | 気分 | 自動思考 | 適応的思考 | 今の気分 |
|---|---|---|---|---|
| いつ，どこで，誰が，何を | ①どのような気分<br>②気分のレベル | そう感じる直前に浮かんだ考え | より現実的で適応的な考え | あらためて今の気分は |
| 学級会で司会の仕事をうまくできなかった。 | 自信喪失：90%<br>憂うつ：90%<br>劣等感：80% | 自分は何をやってもだめだ。いつも完璧にやることができない。自分は無能だ。 | 新学期が始まったばかり。皆が信頼して司会に選んでくれたのだ。誰も変には思っていない。少し緊張してたかな。 | 自　信：50%<br>憂うつ：40%<br>劣　等：30% |

悲しい（90%），憂うつ（50%），心配（60%），緊張（70%），空しい（80%），怒り（40%），イライラ感（90%）などである。1つだけ書いてもいいし，いくつか書いてもかまわない。

③自動思考（言葉，イメージ，記憶など）

　そのように感じた直前に頭の中に何が思い浮かんだかを書いていく。ことばでも，イメージでも，記憶でも，映像でもよい。先にも述べたように，自動思考に気づくためには，何かがきっかけで気持ちが大きく動揺したり，何かに反応してある行動をとったりしたときに，何が頭の中に浮かんでいたかに注意を向けてみる。

④適応的思考（別の見方・考え方）

　自動思考に対して，一拍おいて考え直してみる。そう考える根拠はどこにあるだろうか，もし親友が同じ状態であったらどのようにアドバイスするだろう，尊敬するあの人だったらどうアドバイスしてくれるだろうと考えてみる。そうしたうえで，別の新しい考えや視野を広げた客観的な考えを書いてみる。

⑤今の気分のレベル（0〜100%）

　先に「気分」の欄に書いた気分の状態について，もう一度確認する。そして，あらためて0〜100%で評価し直してみる。

　表9には，学級会で司会がうまくできなくて，自信を失い，気分が落ち込んで，劣等感を感じた症例の思考記録表を示した。健康な状態では自然に客観的な考え方ができるのに，うつ状態のときには物事を何でも悪くとらえがちである。強い不安や憂うつを感じたとき，思考記録表をつけてみると，自分の感情や考え方を確認でき，自分をコントロールしたり，前向きに考えられるようになっていく。

5）行動を通して現実をみる

　CBTは，「認知を修正して行動を変化させる」技法であるが，実際には思考記録表の訓練だけで簡単に行動面が改善するものではない。場合によっては，ひきこもったまま，思考面だけが先行するような状態に陥ることもある。現実には何もしていない状態で，自分の変化を確認することは困難といえる。そこで，実際に何かやって確かめてみること，つまり行動を通して現実をみることが必要となってくる。とくに子どもの場合，認知を無理に修正しようとしない方がよい。むしろ，行動の変化を促して，気分や考えの変化に自ら気づかせるようにした方がうまくいくことが多い。

## 第2章　子どものうつ病の精神療法

### ①不安を抱えながら最初の一歩を踏み出す

これは，森田療法にも共通する一文であるが，現在の自分を変えてみようと思ったときのキーワードである。薬物療法が奏効して，ある程度「うつ」が改善したが，「今一つ自信がない」「何もできないのではないか」「何をやっても楽しくないのではないか」「自分には何も能力がないのではないか」と悲観的に考えてしまう人が少なくない。しかし，実際に行動してみると，思いのほか行動できたり，楽しめたり，皆から評価されたりすることが多い。まず，不安を抱えながら最初の一歩を踏み出してみることが必要である。そのときは，次のように自分に語りかけてみるとよい。

- 最初から変わりようがないとあきらめてはいないだろうか。
  やってみて何か変わる可能性はないだろうか。
  まだ試していないことは何かないだろうか。
  他に何か方法は考えられないだろうか。
- 行動する前に予測してしまってはいないだろうか。
  自分は予言者になろうとしているんじゃないだろうか。
- 今，ここから，できることから始めよう。
  不安だけど，まず一歩を踏み出そう。
  「あせらず」「あわてず」「あきらめず」の3つの「あ」をモットーに。

### ②活動記録表を作る（行動活性化）

ずっとひきこもっていた人が突然何でもできるようになるわけではない。身のまわりの比較的簡単なことから始めることが重要である。また，調子のよいときだけ動いて，調子が悪いときには何もしないというパターンはうまくいかないことが多い。現在の自分の力の半分のことでもよいから，少しずつ，毎日，地道に行っていくことが，現状を打開するコツである。調子がよくても，悪くても，行動するうちに気分がついてくるのである。

そのためには，週間活動記録表（**表10**）を作ってみるとよい[7]。週間活動記録表とは，1日の活動内容とそのときに感じた気分を記載していく。自分の行動を振り返る基礎資料となるものである。毎日，何時に，何をしているのか，そのときどんな気分なのか，気分と行動はどんな関係があるのか，を確認していく。表の中には，その行動をしたときの気分の程度を書き込んでいく。それぞれの行動について0～100％段階で気分を評価してみる。

**表10**には，神経性大食症（過食症）と軽症うつ病で通院している高校3年生（休学中）の週間活動記録表を示した[10]。スポーツジムで汗を流すと痩せた気がして高い達成感が得られるが，その後疲れて昼寝をしてしまう。過食，嘔吐をすると自己嫌悪に陥って強い不快感を感じていることがわかる。また，朝食，昼食の摂食量が非常に少ないので，その反動で夕食に過食の衝動が出現していることも明らかになった。また，デイケアのあとは，気疲れを解消しようとして衝動買いをしてしまうことも明らかになった。

そこで，週間活動表を参考にして，行動計画を立ててみることにした。まずは，簡単で実現可能なことから始めることが原則である。本人と相談して，「3食をきちんと摂ってみること」「デイケアの後はすぐに帰宅すること」の2つの行動計画を立てた。行動を計画したら，それを行うときに予想される障害をさまざまに考えておく。そして，それらの1つ1つに対して対応の方法，対策を考える。例えば，3食きちんと摂ると太るので

表10　週間活動記録表

年　月　日　　氏名：

各欄に，①活動を書き，②その気分の程度を，それぞれ0～100%で書いてください

| | 月曜日 | 火曜日 | 水曜日 | 木曜日 | 金曜日 | 土曜日 | 日曜日 |
|---|---|---|---|---|---|---|---|
| AM6:00～7:00 | | | | | | | |
| AM7:00～8:00 | 起床・朝食 (30%) | 起床・朝食 (30%) | 起床・朝食 (30%) | 起床・朝食 (30%) | 起床・朝食 (30%) | | |
| AM8:00～9:00 | テレビ (40%) | テレビ (40%) | テレビ (40%) | テレビ (40%) | テレビ (40%) | 起床・朝食 (30%) | 起床・朝食 (30%) |
| AM9:00～10:00 | 犬の散歩 (50%) | 犬の散歩 (50%) | 犬の散歩 (50%) | 犬の散歩 (50%) | 犬の散歩 (50%) | テレビ (40%) | テレビ (40%) |
| AM10:00～11:00 | スポーツジム (80%) | デイケア (70%) | スポーツジム (80%) | デイケア (70%) | スポーツジム (80%) | 犬の散歩 (50%) | 犬の散歩 (50%) |
| AM11:00～12:00 | スポーツジム (80%) | デイケア (70%) | スポーツジム (80%) | デイケア (70%) | スポーツジム (80%) | テレビ (40%) | テレビ (40%) |
| PM0:00～1:00 | 昼食 (30%) | 昼食 (50%) | 昼食 (30%) | 昼食 (50%) | 昼食 (30%) | 昼食 (30%) | 昼食 (30%) |
| PM1:00～2:00 | 昼寝 (40%) | デイケア (70%) | 昼寝 (40%) | デイケア (70%) | 昼寝 (40%) | 携帯 (60%) | 携帯 (60%) |
| PM2:00～3:00 | 昼寝 (40%) | デイケア (70%) | 昼寝 (40%) | デイケア (70%) | 昼寝 (40%) | 携帯 (60%) | 携帯 (60%) |
| PM3:00～4:00 | 携帯 (60%) | デイケア (70%) | 携帯 (60%) | デイケア (70%) | 携帯 (60%) | 買い物 (60%) | 買い物 (60%) |
| PM4:00～5:00 | 携帯 (60%) | 友達とお茶 (50%) | 携帯 (60%) | 友達とお茶 (50%) | 携帯 (60%) | 買い物 (60%) | 買い物 (60%) |
| PM5:00～6:00 | 犬の散歩 (50%) | 買い物 (60%) | 犬の散歩 (50%) | 買い物 (60%) | 犬の散歩 (50%) | 犬の散歩 (50%) | 犬の散歩 (50%) |
| PM6:00～7:00 | 携帯 (60%) | 買い物 (60%) | 携帯 (60%) | 買い物 (60%) | 携帯 (60%) | 携帯 (60%) | 携帯 (60%) |
| PM7:00～8:00 | 夕食 (30%) | 夕食 (30%) | 夕食 (30%) | 夕食 (30%) | 夕食 (30%) | 夕食 (30%) | 夕食 (30%) |
| PM8:00～9:00 | 過食・嘔吐 (20%) | 過食・嘔吐 (20%) | 過食・嘔吐 (20%) | 過食・嘔吐 (20%) | 過食・嘔吐 (20%) | 過食・嘔吐 (20%) | 過食・嘔吐 (20%) |
| PM9:00～10:00 | 入浴 (40%) | 入浴 (40%) | 入浴 (40%) | 入浴 (40%) | 入浴 (40%) | 入浴 (40%) | 入浴 (40%) |
| PM10:00～11:00 | 就寝 (50%) | 就寝 (50%) | 就寝 (50%) | 就寝 (50%) | 就寝 (50%) | 就寝 (50%) | 就寝 (50%) |
| PM11:00～12:00 | | | | | | | |
| AM0:00～1:00 | | | | | | | |
| AM1:00～2:00 | | | | | | | |

（大野　裕：「うつ」を生かす—うつ病の認知療法—．星和書店，東京，1990[7]より引用改変）

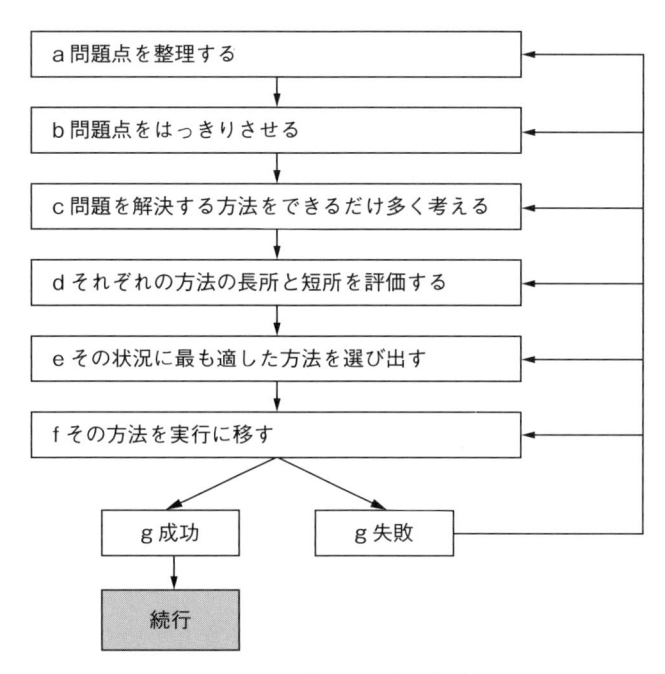

```
┌─────────────────────────┐
│ a 問題点を整理する       │◄──┐
└─────────┬───────────────┘   │
          ▼                   │
┌─────────────────────────┐   │
│ b 問題点をはっきりさせる │◄──┤
└─────────┬───────────────┘   │
          ▼                   │
┌───────────────────────────────────┐   │
│ c 問題を解決する方法をできるだけ多く考える │◄──┤
└─────────┬─────────────────────────┘   │
          ▼                   │
┌───────────────────────────────┐   │
│ d それぞれの方法の長所と短所を評価する │◄──┤
└─────────┬─────────────────┘   │
          ▼                   │
┌───────────────────────────────┐   │
│ e その状況に最も適した方法を選び出す │◄──┤
└─────────┬─────────────────┘   │
          ▼                   │
┌─────────────────────────┐   │
│ f その方法を実行に移す   │◄──┤
└────┬────────────┬───────┘   │
     ▼            ▼            │
┌────────┐   ┌────────┐        │
│ g 成功 │   │ g 失敗 │────────┘
└───┬────┘   └────────┘
    ▼
┌────────┐
│  続行  │
└────────┘
```

**図9　問題解決技法の実際**
（大野　裕：「うつ」を生かす—うつ病の認知療法—．星和書店，東京，1990[7]より引用改変）

はないかと不安になったときは，結局過食したときの方が摂取カロリーが多いことを確認する。また，デイケアの後に友達に誘われた場合の断り方を練習するなどである。それらをお互いに確認しあったうえで，思い切って行動に踏み込んでみるのである。そして，そのときの気分を確認し，思い切って行動に踏み込んでみたときの気分の変化を実感することである。認知の歪みを修正することで，気分や行動が変化するというよりも，実際に行動してみることによって，感じ方（気分）や物の見方・考え方（認知）が変わっていくことも少なくないことが実感できるだろう。

### ③問題解決技法

日常生活の中で起こってくるさまざまな問題を解決していくには，問題解決技法が役に立つ。健康な人や，調子がよいときなどは，このような方法を瞬時のうちに行っているのであるが，落ち込んでいたり，不安が強かったりするときには，1つ1つ手順を踏んで確認していくことが有用である。この手順は，企業が新しいアイデアを生み出そうとするときや不況を打開しようとするときにも活用されている。その手順を図9に示した[1,3]。すなわち，a〜fを行ない，g うまくいけばその行動を続け，うまくいかない場合には，必要に応じてa〜fのいずれかに戻って同じ手順を繰り返す。

## 6) スキーマに気づく

### ①スキーマとは

心の奥底にある，その人に特徴的なものの見方や考え方のパターンをスキーマと呼ぶ。このスキーマというのは，その人の心の中の法律のようなものである。すなわち，ある状況で，ある感情が湧き，ある考え（自動思考）が浮かぶ。それをみてみると，いつも

```
現実の状況      試験勉強が      友達から電      提出しなけれ
              不十分だ        話が来ない      ばならない
                                            課題がある

スキーマ       私には価値がない

自動思考       自分はだめ      私は嫌われ      完璧にでき
              な人間だ        てしまった      ない自分は
                                            無能だ
```

図10　自分のスキーマに気づく

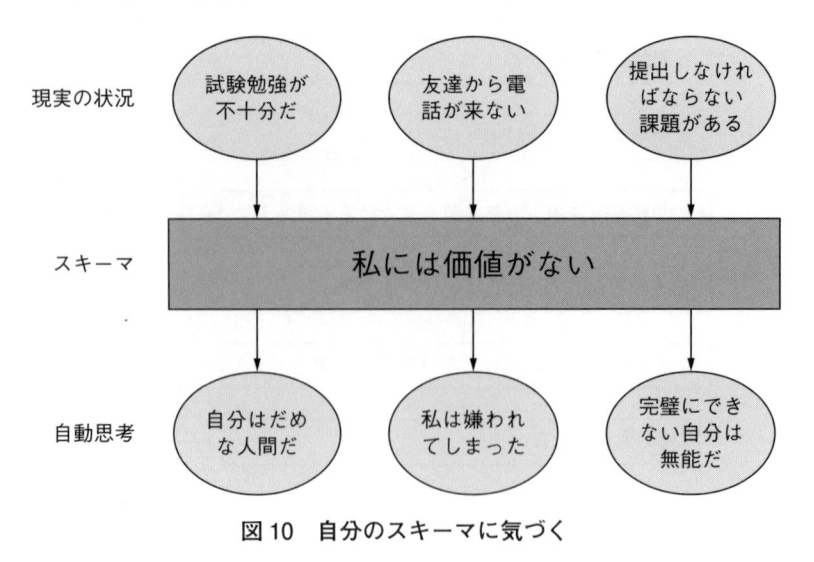

同じパターンをとっていたり，同じ反応の仕方をしていたりする。ある状況に陥ると，いつも同じフィルターを通して，悲観的な自動思考が生じているのである。代表的なスキーマには，「私には価値がない」「私は愛されない人間だ」「私は無能だ」というものがある。このスキーマは，生来的な体質や素因，性格，両親の養育，友達の要因，教師の要因，幼小児期からの対人関係，さまざまな環境因などが複雑に影響しあって，その人それぞれにできあがってきたものである。すなわち，スキーマとは自分の考え方の癖，あるいは絶対的信念ということもできる。

**②自分の考え方の癖を知る**

　例えば，「私には価値がない」というスキーマをもつ人について考えてみる（**図10**）。彼は一生懸命に勉強しても，「まだ試験勉強は不十分だ」と不安を感じてしまい，「これではよい成績はとれない，私はダメな人間だ」と考えてしまう。あるいは，「約束していた友達から電話がこない」状況に陥ると，偶然その友達に用事ができたのかもしれないし，忘れているのかもしれないのに，「私は嫌われてしまったのだ」と悲観的に考えてしまう。また，「学校に提出しなければならない課題がある」とき，それをやり終えていたとしても，「完璧にはできない，自分は無能だ」と絶望的に考えてしまうのである。これは，現実の状況を冷静に，客観的に見ないで，いつも「私には価値がない」というスキーマを通して見てしまい，悲観的，絶望的な自動思考が生じている例である[1,3]。

　先にも述べたように，スキーマとはさまざまな要因が密接に関わってできあがったものであるから，簡単に修正できるものではない。まず，自分にはすぐに悲観的に考えてしまう考え方の癖があるんだということを自覚することである。そして，そのようなスキーマにも決して悪い面ばかりでなく，プラスの面もあることに気づくことが大切である。このスキーマのために，自分はいつも真面目に一生懸命勉強している，人の気持ちを察する繊細な心を持っているんだと考えてみる。あるいは，悲観的な自動思考が生じやすいときには，自分は少し疲れているのかもしれない，頑張りすぎているのかもしれない，人に気をつかいすぎているのかもしれない，少し「うつ」なのかもしれない，と自分を観察するバロメーターとすることもできるのである。

# II　対人関係療法（IPT）

IPTは、アメリカのKlermanら[11]によって開発されたうつ病のための短期精神療法である。うつ病のきっかけ、遷延、あるいは悪化に、さまざまな対人関係上の問題が関連していることから、こうした問題に着目して治療していく精神療法である。欧米ではうつ病の治療法として広く普及しているが、わが国では、まだあまり行われていない。子どものうつ病に対する有効性については、対照群を用いたいくつかの比較研究が報告されている[3,4]。子どものうつ病の発症には、友人関係、家族関係、喪失体験などが関係していることが少なくないため、IPTのポイントを知ることは、うつ病の治療のためにも、その予防においても、さらによりよい日常の対人関係を構築していくためにもとても重要であると考えられる。以下に、Klerman[11]および水島[12]を参考にして、IPTについて解説してみたい。

## ■IPTの4つの問題領域

IPTでは、うつ病のきっかけになりやすい問題として、「悲哀」「対人関係上の役割をめぐる不和」「役割の変化」「対人関係の欠如」の4つの領域をあげている。この4つの領域の中で、その子どもに最も大きな影響を与えている1つか2つの領域を話題として取り上げて、治療を進めていく。

### 1）悲哀

家族の死、両親の離婚、最も大切な人との別れなど、「悲しみ」の体験がきっかけとなってうつ病が発症したと考えられる場合である。

### 2）対人関係上の役割をめぐる不和

友達、恋人、親、兄弟などと患者との間に、役割に対する期待のずれがあってうつ病が引き起こされていると考えられる場合である。

### 3）役割の変化

進学、進級、クラス替え、転校、引っ越し、卒業、退学、就職などの環境の変化にともない、社会的な「役割」が変化したことがきっかけとなってうつ病が発症したと考えられる場合である。

### 4）対人関係の欠如

友達ができない、友達のグループに入れない、人と親密な関係を築けない、対人関係を長続きさせることができないなど、人づきあいの仕方に問題があり、社会的に孤立していることが、うつ病の発症に大きくかかわっていると考えられる場合である。

## ■IPTの進め方

IPTの流れを図11に示した[12]。全体の構成は初期、中期、終結期の3つの時期からな

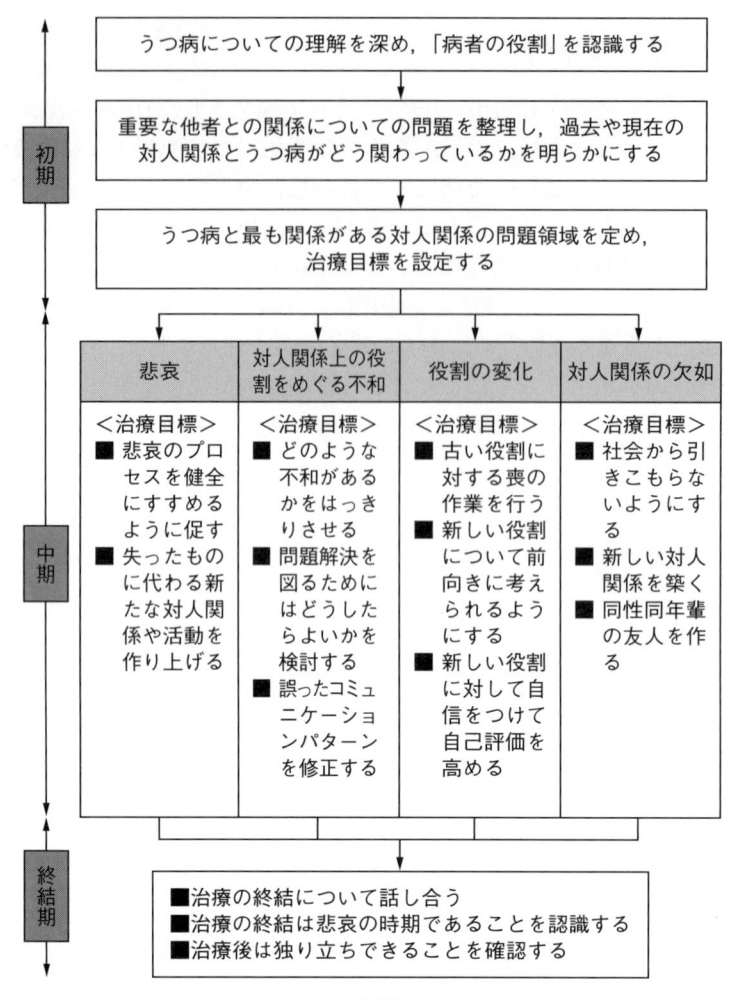

## 図11 対人関係療法の流れ

```
初期:
  うつ病についての理解を深め,「病者の役割」を認識する
    ↓
  重要な他者との関係についての問題を整理し,過去や現在の
  対人関係とうつ病がどう関わっているかを明らかにする
    ↓
  うつ病と最も関係がある対人関係の問題領域を定め,
  治療目標を設定する
```

中期:

| 悲哀 | 対人関係上の役割をめぐる不和 | 役割の変化 | 対人関係の欠如 |
|---|---|---|---|
| <治療目標><br>■悲哀のプロセスを健全にすすめるように促す<br>■失ったものに代わる新たな対人関係や活動を作り上げる | <治療目標><br>■どのような不和があるかをはっきりさせる<br>■問題解決を図るためにはどうしたらよいかを検討する<br>■誤ったコミュニケーションパターンを修正する | <治療目標><br>■古い役割に対する喪の作業を行う<br>■新しい役割について前向きに考えられるようにする<br>■新しい役割に対して自信をつけて自己評価を高める | <治療目標><br>■社会から引きこもらないようにする<br>■新しい対人関係を築く<br>■同性同年輩の友人を作る |

終結期:
- 治療の終結について話し合う
- 治療の終結は悲哀の時期であることを認識する
- 治療後は独り立ちできることを確認する

(水島広子：専門医がやさしく教える「うつ病」．PHP研究所，東京，2000[12]）より引用)

---

る。成人の場合は，面接期間，回数を，数ヵ月間で12〜16回行うのが本来の方法であるが，子どもの場合は，ポイントをおさえながら臨機応変に行わざるを得ない。

## 1) 初期

治療の初期には，第2章Part1で初回面接の重要性について述べたように，まず，うつ病という病気について患者および家族に知識を深めてもらうことから始める。心理教育的に病気の解説をなるべくわかりやすく行い，現在存在する症状を1つ1つ取り上げて，それらがうつ病に起因していることを説明していく。そして，「現在，うつという状態にあること」「そのために治療が必要であること」を認識してもらう。ここはどの精神療法でも同じである。

IPTでは，このとき，治療者は患者に「病者の役割」を与えることがポイントである。うつ病という病気にかかっていることを明確にすることで，患者の義務は，それまでのような勉強や部活動といったものではなく，治療を受け，病気を治すということに変わ

るのである。つまり，それまでの役割にとらわれて治療に専念できない患者の意識を切り替えることが目的である。これは同時に，「怠けているのではないか」という周囲の誤解をとくことにもつながるのである。しかしながら，子どもの場合，自分が病気であるということを認識し，受け入れることが難しい場合もまれではない。病気のために皆から遅れることを心配したり，逆に焦りがつのったりすることもある。そのような場合は，慎重に，患者が納得するまで時間をかけて，説明していく必要がある。

次に，家族，友人，同級生，恋人，先輩，先生など，患者にとって重要な他者との関係について十分に話を聞き，問題点を整理してみる。現在のうつ病のきっかけ，引き金，誘因，遷延化の要因になるような出来事が，最近の患者の家庭生活，学校状況，社会生活，対人関係の中で起こらなかったかを考え，過去や現在の対人関係とうつ病の関連について，患者と治療者が一緒になって検討してみる。

そのとき，重要な他者との関係について，
①あなたは相手に何を期待しているのか，相手はあなたに何を期待していると思うか
②その期待を相手は満たしているか，あなたは満たしているか
③満たされている部分と不満な部分はどこか
④あなたはどこを変えたいと思っているか，相手にどこを変えてほしいか

などを明らかにしていく。このような過程を通して，現在のうつ状態と最も関係がある対人関係の問題は何かを明確にし，治療目標を設定する。すなわち，先に述べた4つの問題領域のどれを中心にすえて検討していくかをはっきりさせ，過去ではなく，現在の対人関係の問題に焦点をあてながら，具体的にどのようにしたらよいかを一緒に考えていくことになる。

## 2) 中期

中期の治療では，①悲哀，②対人関係上の役割をめぐる不和，③役割の変化，④対人関係の欠如の4つの問題領域のうち，初期の治療において明確になった中心的な領域について話し合っていく。

### ①悲哀

#### a. 正常な悲哀と異常な悲哀

家族の死，両親の離婚，最も大切な人を失うことなどは，子どもにとってとても悲しい出来事である。だれでも，そのようなとき，夜眠れなくなったり，食欲がなくなったり，気力が低下したりという抑うつ症状が出現する。しかし，これは「正常な悲哀反応」であり，多くの場合，ときが経つうちに，次第に気持ちが整理され，治療を受けなくても，数週間〜数ヵ月のうちに自然に消滅していく。

しかしながら，いつまでもその悲しみから抜け出せずにうつ病が発症したり，後になって何かをきっかけとしてうつ病になったりすることがある。IPTでは，このような「異常な悲哀反応」を取り上げていくのである。

#### b. 悲哀のプロセス

大切な人を失うなどの大きな悲しみが生ずると，人は「悲哀のプロセス」をへて，次第に立ち直っていく。その「悲哀のプロセス」の1つ1つがきちんと行われていなかったり，途中で何かが障害になったり，十分に完了していなかったりすると，「異常な悲哀」が出現する可能性がある。「悲哀のプロセス」を図12[13]に示した。

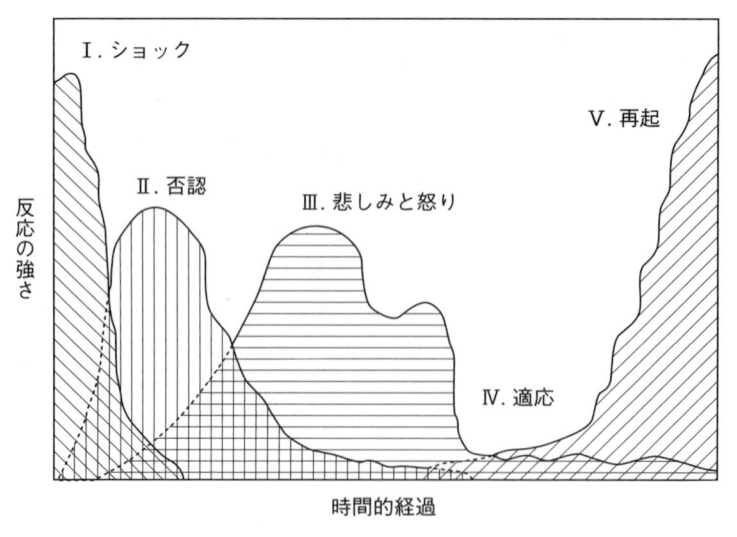

図12 悲哀のプロセス
(渡辺久子：講座 家族精神医学3 ライフサイクルと家族の病理．弘文堂，東京，pp 233-253，1982[13]より引用)

　大切な人を失うと，人はまず第1段階として，耐え難い大きなショックを受ける。どうしてよいかわからない状態に陥ってしまう。第2段階としてこの大きなショックを何とか和らげようとする無意識の力が働く。「信じられない」「そんなことがあるはずがない」という「否認」の段階がみられる。現実を直視することへの拒否反応がしばらく続く。第3段階は悲しみと怒りの段階である。この時期は果てしなく涙にくれる。悲しみに直面して絶望を感じる。身近な人とこの悲しみを共有する必要がある。ここで悲しみの段階を十分に踏んでいないと，「悲哀のプロセス」が滞ってしまうことがある。しかし，大切な人を失ったときの感情は悲しみだけではない。なぜ自分だけがという怒りや，自分をおいて逝ってしまったことへの恨みや，何もできなかったという無力感・自責感などの感情が錯綜する。このような感情も決して無視しないで，認めていくことが必要である。
　第4段階としては，適応の段階が訪れる。悲しみや絶望や怒りや抑うつなどの激しい感情の嵐が頂点に達すると，その後は少しずつ感情が鎮まり穏やかになっていく。第5段階としては，失った人に代わる新たな対人関係を作り，新たな活動に進み始める。そして「悲哀のプロセス」が終息していくのである。

**c. 喪失にともなう感情を認識し表現する**
　上に述べた「悲哀のプロセス」を健全に進めるにはどうしたらよいのだろうか。まず，悲しいときは思い切り悲しむことが大切である。現実を否認したり，悲しいという純粋な気持ちを無理に抑え込んだりしない。日本人は悲しみを十分に表現しない傾向がある。我慢が美徳であったり，悲しんでばかりいると失った人に申し訳ないと諭されたりする。これは大きな間違いであって，はじめに十分に悲しみを認識し表現しないと，次のプロセスに進むことができないのである。可能であれば，身近な人とこの悲しみを共有する必要がある。信頼している人に素直な気持ちを打ち明けて，支えてもらうことも重要である。

#### d．失った人との関係を再確認し，新たな対人関係を作っていく

「悲哀」の体験をきっかけとしてうつ病になった人に対しては，「十分に進んでいない『悲哀のプロセス』を完了し，失った人との関係を再確認し，新たな対人関係を作っていく」ように促していく。まず，大切な人を失ったときの率直な感情をじっくりと聴くことが不可欠である。どんな状況で，どんな感情がして，どんな行動をとったかを，相手を傷つけないように注意しながら少しずつ聞いていく。悲しみの感情だけでなく，怒り，無力感，自責感なども十分に聞いていく必要がある。人によってこの過程には長い時間がかかる場合もあるだろう。このようなさまざまな感情を話しているうちに，心の整理がつき，失った人との関係を，よい面も悪い面も含めて，再確認することが可能になっていく。以上のような段階をへて，ようやく新たな対人関係を作る意欲が出たり，新しい活動に関心が向くようになっていくのである。

### ②対人関係上の役割をめぐる不和

友達，恋人，親，兄弟などと患者との間に，役割に対する期待のずれがあってうつ病が引き起こされていると考えられる場合である。例えば，バスケット部のキャプテンと無気力な同級生部員との関係，思春期の子どもが何でも打ち明けてくれることを期待する母親と親から自立するには秘密も必要だと考える娘との関係などがあげられる。

#### a．問題点をはっきりさせる

問題点を明確にするために，水島[12]にならって，次のような点を明らかにしていく。
- 不和のきっかけは何だったのか
- 自分はズレを埋める努力をしたのだろうか
- 自分は今の関係をどうしたいのか
- 相手は今の関係についてどう考えているのか
- 自分と相手の考え方はどこがどう違うのか

#### b．役割をめぐる不和の3つの段階

役割をめぐる不和には，以下の3つの段階がある。治療者はまず，役割をめぐる不和がどの段階にあるかを確認しなければならない。
- 再交渉：患者と「重要な他者」が相違を率直に意識しており，たとえ不成功に終わるのであっても，変化を引き起こそうと積極的に努力していることを意味する
- 行き詰まり：患者と「重要な他者」との討議が中止し，「冷たい結びつき」を象徴する。くすぶった，レベルの低い恨みが存在していることを意味する
- 離別：取り返しがつかないほど，関係が崩壊したことを意味する

#### c．具体的な対応の方法

対応の方法は，CBTの項で述べた「問題解決技法」が用いられる。以下のような手順で，なるべく具体的に対応の方法を考えていく。
- 患者と「重要な他者」の間のズレを埋めるためには，どんな方法があるのか
- そのズレを埋めるためには，どんな方法をとるのが一番よいのか
- 関係を変化させるために患者が利用できるものは何か

そして，可能な方法を実行に移してみて，誤ったコミュニケーションパターンを修正していく。

### ③役割の変化

大人のうつ病においても，転勤，配置転換，昇進，引っ越しなどの役割の変化あるい

は環境の変化が，発症の重要な契機となることが少なくない．子どものうつ病でも，進学，進級，クラス替え，転校，引っ越し，卒業，退学，就職などの環境の変化にともない，社会的な「役割」が変化したことがきっかけとなってうつ病が発症したと考えられる場合がある．役割の変化を乗り越えるために，以下の3つの課題がある．

### a. 失った役割の評価

古い役割をあきらめることは「悲哀のプロセス」に似ている．患者が失ったあるいはあきらめた役割をきちんと評価することによって，古い役割の全体を把握できるように援助する．一般的に，役割の変化を乗り越えることが難しい患者は，古い役割によって得られていたプラス面を理想化し，そのマイナス面を軽視する傾向がある．そのため，古い役割に対する愛着がなかなか捨てきれない場合がある．古い役割のよい面と悪い面を公正に評価し，全体的にバランスのとれた見方ができるように援助していく．

### b. 感情表現の奨励

感情を表現させることは，「悲哀のプロセス」と同様に重要である．役割の変化がたとえ望まれ，求められていたものであっても，古い役割をやめるということはマイナスとして体験されることがある．古い，なじみのある役割の中で，患者は知らないうちに，満足感や喜びを得ていたかもしれない．また，古い役割を遂行する中で，自然に周囲からの支援体制ができあがっていたかもしれない．古い役割を喪失した悲哀，罪悪感，怒り，失望などの感情に耳を傾け，引き出していくことが，変化を容易にするポイントである．

### c. 新しい役割の受け入れと新しい対人関係の構築

新しい役割を受け入れ，新しい対人関係を築いていくために，水島[12]は以下のようなチェックポイントをあげている．

- 新しい役割を果たすために必要なものは何か
- 必要なもののうち，自分は何をもっているか
- 必要なもののうち，自分に足りないものは何か
- 新しい役割を果たすとき，それを支えてくれる人が身近にいないか
- 新しい役割のメリットはどのような点か
- 新しい役割について，非現実的，非適応的な不安を抱いていないか

### ④対人関係の欠如

友達ができない，友達のグループに入れない，人と親密な関係を築けない，対人関係を長続きさせることができないなど，人づきあいの仕方に問題があり，社会的に孤立していることが，うつ病と大きくかかわっていると考えられる場合がある．このような場合，患者が社会的に孤立せず，新しい対人関係を築くことができるように援助していく．

### a. 過去の対人関係と現在の対人関係

対人関係の問題に取り組むためには，以下の3つの課題がある．

- 過去の重要な関係を，よい面も悪い面も含めて振り返ること
- それらの対人関係の中で繰り返された問題や，似通っていた問題を検討すること
- 治療者に対する患者の否定的感情と肯定的感情を検討し，他の関係における類似の関係を検討すること

実際には，まず現実の治療者と患者との関係が，その後の対人関係の基礎になっていくことが多い．治療者との関係を1つの基地として，少しずつ他の人たちとの対人関係に広げていくことが重要である．

### b. デイケアや外来作業療法などの小集団の対人関係を経験する

次に，日常生活を立て直し，対人関係の場を模索していくことになる．患者が対人関係の場を求めるなら，デイケアや外来作業療法などの小集団の場を活用していく必要があるだろう．同年代の人が多い集団があればより有効である．これまで不十分であったギャングエイジの関係や親友関係を改めて体験し直す契機にもなる．また，患者同士の関係だけでなく，スタッフとの関係も重要である．なるべくさまざまな職種の人たちとさまざまなレベルの関係を体験することがプラスに働くことが多い．スタッフを同一化の対象とすることも少なくない．このような小規模の対人関係の場において，安心感を得ながら，少しずつ現実的な適応の仕方や技術を身につけていくことが重要であると思われる．

## 3）終結期

症状が改善したら，終結期の治療を行う．いつ終了するのか，次第に受診の間隔を広げていくのか，治療を終了したらどのようなことが起こりうるかなどについて患者と十分に話し合う必要がある．なぜなら，治療終結後に症状がぶり返したり，不安が急につのったりすることがあるからである．治療が終結するということは，治療者との対人関係がなくなり，一種の「悲哀」の時期であることを確認し，症状が一時的にぶり返してもうつ病が再発したわけではないことを理解しておく必要がある．また，同時に，今までは治療者が相談に乗っていたことを，今後は治療者の援助なしで，独りで問題を解決し，処理していかなければならないことも確認しておく必要がある．それらのことを十分に理解し，お互いに納得の上で，終結を迎えることが望ましい．

## ■対人関係の練習（アサーショントレーニング）

子どもの場合は，自分のいいたいことを上手に相手に伝えるためのアサーショントレーニングが有効な場合が少なくない[6]．以下に紹介したい．

### 1）いいたいことを伝えるとき，こんなことを考えていないだろうか

- ●「こんなことをいったら，相手は気を悪くするのではないか」
- ●「相手にわがままだと思われて，嫌われるのではないか」
- ●「これをいったら，相手を傷つけてしまうのではないか」
- ●「話さなくてもわかってくれるのではないか」

いいたいことを伝えようとすると，以上のような考えが浮かんで，いいたくてもいえないということはないだろうか．いいたいことがいえない状態が続くと，心の中に欲求不満がたまって，イライラしたり，相手のことが嫌いになったりする．それなのに，表面的にはニコニコと笑顔で取り繕っていては，相手に真意は伝わらない．それどころか，相手はすっかり同意してくれていると勘違いしたり，都合のよい人と思われてしまうこともある．自分は損ばかりしている，嫌な思いばかりしていると感じたことはないだろうか．そんなことになるぐらいなら，勇気を出して，自分の本当の気持ちを伝えてみてはどうだろうか．

しかし，いい方が上手でないために，自分の真意が伝わらなかったり，誤解されてし

まうこともある。そこで，自分の気持ちをうまく伝える方法，上手な自己表現の方法について考えてみよう。

## 2) 自分の自己表現のタイプを知ろう

自分の気持ちの伝え方には3つのタイプがある。「攻撃型」「受け身型」「自己表現型」の3つである。あなたのタイプはどれだろう。ときと場合により，あるいは相手によって3つを使い分ける場合もある。

**①攻撃型：自分の考えや気持ちを押し通すタイプ**

相手がどう思うか，傷つくのではないかなどという配慮はしない。声を荒げたり，相手を責めたり，ときには怒りをぶつけたりする。自分の考えや気持ちは相手に伝わるが，相手は決してよい気持ちにはならない。

**②受け身方：自分の思いを引っ込めて相手に従ってしまうタイプ**

本当は嫌だと思っていても，意見がちがうと感じていても，文句をいわずに相手に従ってしまう。周りからは「いい人」と思われているかもしれないが，自分は欲求不満になる。ときには「都合のよい人」と思われてしまうかもしれない。

**③自己表現型：相手を傷つけずにうまく自己表現するタイプ**

攻撃型でも受け身型でもなく，バランスのとれた伝え方ができる人である。このような表現方法を身につける練習をしよう。

## 3) 自分のいいたいことをうまく伝える方法を練習しよう

これは「自分のいいたいこと」を，「相手のこと」も「自分のこと」も思いやりながら伝えるにはどうしたらよいか，という練習である。以下の順番で繰り返し練習してみよう。

**①「もっとうまく自分の気持ちを伝えられたらよかったのに」と思った出来事を書き出してみよう**

例えば：部活を家庭の事情で休んだときに，試合直前だったため，同級生から一方的に怒られた。理由をいおうとしたが，何もいえずに黙ってしまった。

**②攻撃的ないい方を書き出してみよう**

例えば：「そんなに怒らなくてもいいだろう。家庭の事情だからしょうがないじゃないか。親しいからといって，そんないい方はないだろう」と強い口調でいう。

**③受け身的ないい方を書き出してみよう**

例えば：ただ，「ごめん」といって黙り込む。

**④相手のことも自分のことも思いやった，望ましいいい方を考えてみよう**

例えば：「試合直前に休んでしまって，本当に申し訳なかった。チーム全体の練習ができず迷惑をかけてごめん。家庭の事情でどうしようもなかったんだ。これからそのお返しとして，これまで以上に頑張るよ」と，穏やかにいう。

ここまでできたら，④の文章を声に出していってみよう。いいにくい部分があれば変えてみよう。そして，また声に出していってみよう。これを，実際に自分でいった方がいいのか，友達にいってもらった方がよいのか，メールで伝えた方がよいのかを考えて伝えてみよう。

悩んでいてもしょうがない。思い切って伝えてみよう。初めはうまくいかないかもし

れない。後から「ああいえばよかった」「これはいわない方がよかった」と後悔するかもしれないが、初めはそれで構わない。伝えれば伝えるほど、うまく伝えることができるようになっていく。

## ■ 文 献

1) Brent DA, Holder D, Kolko D, et al.：A clinical psychotherapy trial for adolescent depression comparing cognitive, family, and supportive therapy. Arch Gen Psychiatry 54：877-885, 1997
2) Clarke GN, Rohde P, Lewinsohn PM, et al.：Cognitive-behavioral treatment of adolescent depression：efficacy of acute group treatment and booster sessions. J Am Acad Child Adolesc Psychiatry 38：272-279, 1999
3) Mufson L, Weissman MM, Moreau D, et al.：Efficacy of interpersonal psychotherapy for depressed adolescents. Arch Gen Psychiatry 56：573-579, 1999
4) Mufson L, Dorta KP, Wickramaratne P, et al.：A randomized effectiveness trial of interpersonal psychotherapy for depressed adolescents. Arch Gen Psychiatry 61：577-584, 2004
5) Wood A, Harrington R, Moore A：Controlled trial of a brief cognitive-behavioural intervention in adolescent patients with depressive disorders. J child psychol psychiatry 37：737-746, 1996
6) 大野　裕：認知療法・認知行動療法―治療者用マニュアルガイド．星和書店，東京，2010
7) 大野　裕：「うつ」を生かす―うつ病の認知療法―．星和書店，東京，1990
8) 大野　裕，水島広子：うつ病の精神療法．臨床精神医学 29：1063-1066, 2000
9) Beck AT：Cognitive Therapy and Emotional Disorders. International University Press, New York, 1976（大野　裕監訳：認知療法―新しい精神療法の発展．岩崎学術出版社，1990）
10) 傳田健三：子どものうつ病―見逃されてきた重要な疾患―．金剛出版，東京，2002
11) Klerman GL, Weissman MM, Rounsaville BJ, et al.：Interpersonal Psychotherapy of Depression. Basic Books, New York, 1984（水島広子，嶋田　誠，大野　裕訳：うつ病の対人関係療法．岩崎学術出版社，東京，1997）
12) 水島広子：専門医がやさしく教える「うつ病」．PHP研究所，東京，2000
13) 渡辺久子：障害児と家族過程―悲哀の仕事とライフサイクル．加藤正明・藤縄　昭・小此木啓吾編：講座 家族精神医学3 ライフサイクルと家族の病理．弘文堂，東京，pp 233-253, 1982

# Part 3 子どものうつ病に対する5ステップ・アプローチ

　本章 Part 2 では，子どものうつ病に対する精神療法として，認知行動療法（CBT）と対人関係療法（IPT）について解説した。海外では子ども一人ひとりに十分に時間をかけてこのような精神療法が行われているところも少なくない。しかし，わが国の児童精神科医は1日の外来で診察しなければならない患者数が多く，1回の診察にあまり時間を割くことができないのが現状である。「はじめに」のところでも述べたが，私の1日の診療では，新患は1日平均2人，再患は1日平均30人である。新患診察は1人30分，再患診察は1人15分を原則としている。わが国の多くの児童精神科医も治療環境は私と大きく変わらないのではないだろうか。わが国の保険診療内で治療を行う限り，1回の診察に1時間をかける正式な CBT や IPT を実施することはなかなか困難といわざるを得ない。

　そうした短時間の診療では精神療法は不可能かというと，そうではないと私は思っている。短時間の一般診療の中で，私は，CBT や IPT の治療技法を応用しながら，また家族療法の要素を織りまぜながら診療を行っている。ここでは，子どものうつ病に対するごく一般的な治療的アプローチである「5ステップ・アプローチ」について，症例を提示しながら述べてみたい。症例の報告に関して本人および家族の同意を取得し，匿名性に十分な配慮を行った。

## I　5ステップ・アプローチとは何か

　鍋田[1]はうつ病に対する妥当で現実的な精神療法として「3ステップ・アプローチ」を提唱している。それは，診断を伝え，病気の性質・経過・予想される予後の情報を提供し，治療の種類と方法を教育し，病気への対応や付き合い方をターゲットにする「心理教育的アプローチ」，病気に関与している発症状況を明確化し，解決の方法を治療者とともに模索する「問題解決的アプローチ」，そしてうつ病になった自分をもう一度振り返り，生き方を考え直すきっかけとする「生き方をターゲットとするアプローチ」の3つからなるものである。

　子どもの場合，大人のうつ病に対する3ステップ・アプローチに加え，さらに「見立て・診断的アプローチ」と「真の感情を表現させるアプローチ」が必要なのではないかと考えられる。すなわち，5ステップ・アプローチとは，

　①「見立て・診断的アプローチ」
　②「心理教育的アプローチ」
　③「真の感情を表現させるアプローチ」
　④「問題解決的アプローチ」
　⑤「生き方や特性・性格へのアプローチ」

の5つからなる精神療法である。

これは，1回15分ほどの診察時間で行われるごく一般的な治療的アプローチから5つの要素を取り出したものである。うつ病の治療がうまく進むと，このようなステップをへて患者は改善していく。子どもの場合，必ずしも第1ステップから第5ステップまで順番に進むのではなく，ときに応じて相前後しながら，あるいは並行しながら治療が進んでいく。治療者はこのような5つのステップを認識しながら，今自分は患者に対してどのステップのアプローチをしているのかを意識していく必要があるのではないだろうか。治療が長期にわたる場合も，つねにこの5つのステップのアプローチを認識していれば，治療全体を展望することができ，迷うことなく，あるいは出口のない閉塞感を感じることなく治療を行うことができるのではないかと思われる。

## II　5ステップ・アプローチの実際

### ■症例

**症例A**：女子，初診時12歳，中学1年生
**主症状**：不登校，気力低下，易疲労感
**家族歴**：両親，双子の姉との4人暮らし。父親は49歳，技術職，うつ病の治療歴がある。母親は43歳。双子の姉は明朗，活発で，友達も多かったが，Aは内向的，神経質なところが目立った。
**生育歴**：初期運動発達は正常。始語は姉に比べて遅く（1歳6ヵ月），母親への愛着行動も少なかった。姉以外の子どもとの交友関係は乏しかった。幼稚園における集団行動は自ら加わることは少なく，姉に促されて参加していた。特定のおもちゃへのこだわりや整理整頓への執着が認められた。幼稚園の頃から機械を分解したり組み立てたりすることが好きで，とくに父親の趣味であるカメラの型番や機能について詳しい知識を持っていた。
**現病歴**：小学6年生までは内向的・神経質で，種々のこだわりがあったが，姉の助けもあり，概ね順調に過ごした。姉以外の友達もでき，楽しい小学校生活であったという。
　中学に入学後，吹奏楽部に入部した（姉は別の部活に入部）。部活は多忙で，友人関係では仲のよい友達もできたが，何人かの友人から嫌がらせを受けたりした。5月の連休明けから，身体がだるい，朝起きることができない，部活へ行くことができないことなどを主訴に近医小児科を受診したところ，起立性調節障害との診断で昇圧剤を処方され通院服薬していた。ところが，症状は改善せず，夏休みも同じ症状は続いた。2学期になってから次第に夜眠ることができなくなり（入眠障害，中途覚醒），食事は朝はほとんど食べることができないが，夜はやや過食気味となった。気力も低下し，好きな漫画やゲームにも興味が無くなり，集中力も低下した。勉強もまったくする気になれず，成績は低下していった。朝起きることができず，登校もほとんどできない状態となった。また，家にいても手洗いを繰り返したり，引き出しの中を何度も確認するという強迫症状が出現した。さらに，家ではイライラすることが多く，突然泣き出したり，はさみで手首を傷つけることが認められたため，10月に小児科からの紹介で精神科を受診した。
**初診時所見**：動作は緩慢で，疲れ果てた表情をしている。うつむきがちで，声は小さいが，質問にはできる限り答えようと努力する姿勢が見られる。Aは現在の状態に陥った原因

は友達関係にあると思うと述べた．睡眠障害，食欲障害，抑うつ気分，気力低下，集中力低下，興味・喜びの減退，イライラ感などの抑うつ症状が存在し，自殺念慮も認められた．現在の状態を詳しく説明し，今後の方針を伝えると，治療への同意を示し，通院・服薬にも納得した．初診時の状態は重症の大うつ病性障害と考えられた．背景に広汎性発達障害（PDD）の傾向は認められるが，診断には至らない程度であると推察された．自殺行動，自傷行為はしないことを約束して外来通院から治療を開始した．

## ■治療経過

### 1）治療導入期

　当初は治療関係の構築につとめ，毎週通院してもらい，心理教育を中心に治療を行う方針とした．同時に薬物療法もセルトラリン 25 mg から開始し，徐々に増量していった．治療関係は比較的速やかに成立し，自らの状態を素直に話すようになった．診察はAと両親の同席面接を行い，初めにAから自身の最近の状態を聞き，その後両親の意見を聞く方法とした．

　治療開始 1ヵ月後（セルトラリン 50 mg），睡眠が安定し，朝起きることができるようになり，少しずつ登校が可能となった．気分も改善し，気力も出て，好きなことも楽しめるようになった．そのため，自己判断で服薬を中止したところ，再び状態が悪化して，不登校が続くようになった．面接でも泣きながら不調を訴えるため，現在の状態，薬物療法の意味，今心がけること，今後の見通しなどについて，詳しい心理教育を時間をかけて行った．その後も，治療の節目において，心理教育を繰り返し行っていった．

　このような心理教育的アプローチによって，Aが自分の現在の状態を確認することができ，自分は何のために通院しているのか，状態を改善するために何をするべきかに気づき，治療に対するモチベーションを高めていったと考えられる．とくに児童・青年期の症例において，服薬を中断したり，通院が滞ったり，状態に変化が生じたときに，タイミングを見計らって積極的に心理教育的アプローチを行うことは，きわめて重要なことであると考えられる．

### 2）真の感情の表現について

　治療 2ヵ月後にはセルトラリン 75 mg として，これを維持量とした．よいときと悪いときの波はあるものの，概ね本来の状態となり，週に半分以上の登校が可能となった．面接では，自らの状態を的確に話すようにはなったが，なかなか自分の本当の気持や考えを診察室で述べることは容易ではなかった．そこでAの希望により，面接は初めにAのみが診察室に入って面談を行い，その後家族との同席面接を行うという方法とした．

　治療開始 4ヵ月後の頃から，主治医に話したいことが十分には話せないと述べ，自ら面接で話したいことをノートに記載してくるようになった．まずそのノートを治療者が読み，その中からその日に話題として取りあげたいものを選んで話すこととした．

　Aの話題としては，
①皆の前では気をつかって陽気に振る舞い，誰とでも仲良くしようとするため，とても疲れてしまうこと
②クラスの委員や部活の役割を何でも引き受けてしまい，結局うまくできなくて皆に

迷惑をかけてしまうこと
③自分の何気ない行動が友達を傷つけてしまったり，反感を買ったりして，一部の級友たちから悪口をいわれていること
④双子の姉に対する依存と反発
⑤両親に対する依存と反発
などである．

中学3年生になり，高校受験のことが話題にのぼるようになった．欠席日数や遅刻が多く，成績も十分ではないため，学校側からは通信制高校を推されていたが，本人は双子の姉と同じ進学高校を強く希望した．主治医としては現実的には学校側の意見は妥当だと思われたが，なぜAが姉と同じ高校を希望するのか聞きたいと伝えた．

Aは「これまでつねに姉と比較されてきた．自分も1人でできることを皆に示したい．中学も姉とは別の部活に入ったが，結局調子を崩してしまった．姉を頼りにするために同じ高校を希望するわけではない．同じレベルで1人でもできるのだということを示したい」と泣きながら語った．親に対しても「心配されればされるほど辛くなる．少し自分にまかせてほしい」と述べた．Aは以上を述べたあと，「初めて主治医に本当の気持ちや考えを伝えることができた」と話した．

それに対して治療者は，「お姉さんはとても頼りになるけれど，つねに比較されてきたのですね．中学から自分1人でやろうと思って一念発起したけれど，頑張りすぎてしまったのかもしれませんね．今は元気になったのでもう一度自分1人で頑張ろうと思ったのですね．両親に対しても，心配してくれることはありがたいけれど，自分にまかせてほしいと思っているのですね．その気持ちはすごくわかりました．無理しすぎず，自分のできる範囲でやってみましょう．でも，本当に困ったら，お姉さんや両親に相談することも必要だと思います」と，姉や両親に対する両価的な側面を意識して返答した．このエピソード以降，Aは自らの気持や考えを主治医に率直に話すことが可能になっていった．

## 3) 問題解決的アプローチ

Aはその後，1日も欠席せず，家庭教師をつけて猛勉強を行った結果，双子の姉と同じ高校へ入学することができた．この体験はAにとって大きな自信となったと考えられた．

高校入学後は吹奏楽部（姉は別の部活）に入部し，とても仲のよい友達もでき，当初は元気に通学していた．ところが，1学期の4月下旬頃から，同じ部活の1人の女子から嫌がらせを受けるようになった．友達と仲良く話しているところを妨害されたり，担任でもあり吹奏楽部の顧問でもある教師と話しているときに楽器を隠されたりしたという．Aは「なぜかわからないが，これまでも同じように誰かと仲良く話していると，嫌がらせを受けたり，いじめられたりした」と述べた．これまではこのようなエピソードをきっかけとして，どうしてよいかわからなくなり，気分が落ち込み，気力が低下し，学校へ行けなくなるというパターンであったという．

話を聞いていくと，嫌がらせをした女子とAが仲良く話していた女子は同じ仲良しグループのメンバーであること，顧問の教師は若くて女子から人気のある先生であることがわかった．「友達がとられるような気がしたり，先生を独占されているように感じて妬ましかったのかもしれないね」と説明すると，Aはようやく嫌がらせをした女子がどの

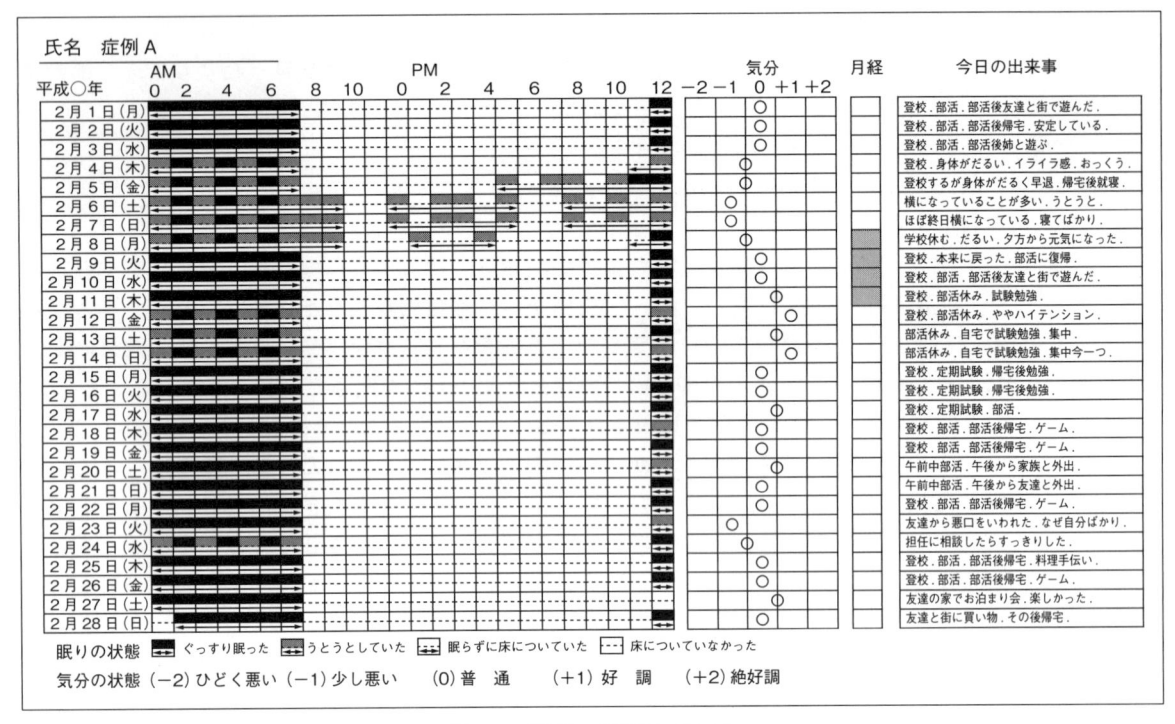

図13 睡眠・覚醒リズム表

ような感情を抱いているかについて気づくことができた。そして，顧問の先生に相談してみることを課題としたところ，うまく問題が解決した。困ったときに教師に相談することも初めての体験であった。

このように，高校時代の面接は，なるべく具体的なテーマについて話し合い，その解決策をともに考えていった。すなわち，その後もAはしばしば友達関係や進路の問題で「どうしてよいかわからない状態」に陥った。そのようなとき，

　①まず問題をはっきりさせ，状況を分析する
　②自分はその問題をどのようにしたいのか，つまり解決目標を考える
　③具体的な問題の解決方法を模索し，試してみる

という手順で問題解決をはかるようにした。

次に，気分・感情や思考のコントロールについて述べたい。正式な「思考記録表」を書くことはしなかったが，Aは睡眠・覚醒リズム表（図13）をつけて来るようになった。睡眠・覚醒リズム表をつけることによって，週単位，月単位の気分の変化や出来事を自らモニターすることができるようになっていった。また，上記のように，困っている事態に陥ったら，まず具体的な解決策を治療者とともに考えるようになった。そして行動に移してみて，そのあとで気分や感情がどのように変化したか，マイナス思考はどのように変わったかを確認していった。すると，問題の根本的な解決には至らなくても，どうしてよいかわからない状態に陥ったら，一歩立ち止まって，今自分でできることをできる範囲で行っていくことによって，「まあいいか」と思えるようになることに少しずつ気づいていった。

## 4) 薬物療法の工夫と診断について

当初，高校入学後に状態が安定していたら抗うつ薬を減量・中止する方針を立てていた。ところが，抗うつ薬を減量するとうつ状態は悪化するため，減量せずに継続していた。またAの病像は睡眠・覚醒リズム表をつけることによって，以下のような特徴をもっていることが明らかになった。

① 月経4日前から気分が落ち込み，感情が不安定になり，自責的になることがある。しかし月経開始後より徐々に改善し，その後ややハイテンションになることもあること
② 朝は気分が今一つすぐれず，食欲もないが，夜には元気になり，やや高揚ぎみのときもたまにみられ，過食気味になること
③ 毎年秋から冬には全体的に元気がなく，春から夏にかけてとても元気な状態が続くこと

などである。主治医は以上のことから，これまで明らかな躁状態を呈したことはないが，今後双極性障害へ移行していく可能性は考えられると認識していた。

高校2年生の秋にとくに誘因なく，軽度の抑うつ状態が続き，月経1週間前に突然自殺念慮が出現した。その後も月経周期に一致して同様の状態が続くため，リチウムを追加し，400 mgを維持量とした。リチウムは奏効し，以後季節による変動も，1日の中での変動も改善した。バルプロ酸は無効であった。また，リチウム単剤にするとうつ状態の悪化がみられた。そのため，最終的な処方はセルトラリン50 mg，リチウム400 mgである。

## 5) 生き方や特性・性格をテーマとした面接

高校3年生になり，将来の進路について考えることになった。高校の欠席日数や遅刻は少なく，成績も上位であり，試験の日に緊張しやすいことから，学校側は推薦やAO入試で入学できる大学を勧めた。双子の姉は私立大学への入学が決まった。

Aは友達関係がうまくいかないことをつねに気にしていた。大学に入ってもまた同じ問題を抱えるのではないかと不安を訴えた。そして，自分の性格に問題があるのではないかと述べたため，一度心理検査を受けることを勧め，その結果を以下のようになるべくわかりやすく説明した。

① 知能は平均以上だが，言語性IQと動作性IQに差があること
② 下位項目においてもばらつきが見られ，得意なことと不得意なことの差が大きいこと
③ 人にとても気をつかっているが，人の気持ちを察したり想像することは苦手かもしれない
④ 視覚的に物事をとらえる能力には秀でている，人にはない感性をもっている
⑤ 好きなことにはすぐれた集中力を発揮し，一定の作業を正確にかつ緻密にこなすことができる
⑥ これらはPDDの特徴であるが，あなたの場合は障害というより，特性として考えた方がよいと思う

などである。そして，青木の「ぼくらの中の発達障害」[2]を紹介した。

Aは以上の話を神妙に聞いていたが，最後に「これまでの自分の生きづらさの意味がようやくわかった」と述べた。そして自分の特性を生かした生き方を考えてみようと思

うようになっていった。結局，Aは大学進学をせずに，就職を選択した。自分の好きなカメラの会社を自ら探してきて，面接を受け，入社が決まった。現在は，対人関係にも恵まれ，自分の得意分野を生かして順調に経過している。

## Ⅲ 子どものうつ病に対する5ステップ・アプローチの進め方

### ■第1ステップ：見立て・診断的アプローチ

　第1ステップは「見立て・診断的アプローチ」である。うつ病治療では診断はとても重要な要因であるが，とくに子どものうつ病治療においては診断の重要性は大きい。診断は治療方針を決定するために不可欠だからである。子どものうつ病は単独で生じることはむしろまれで，注意欠如・多動性障害（ADHD），素行障害（CD），PDDなどの発達障害や不安障害を併存する場合が多いことは周知の通りである[3]。本症例においても，幼少時からPDDの傾向が認められていた。すなわち，いわゆる発達障害の傾向があるのかどうか，あるとしたらその程度はどのくらいなのか，について確認することが必要である。詳細な生育歴の聴取や心理検査も必須である。以上の診断を含めた全体の「見立て」を初期にきちんと行うかどうかに治療の成否がかかっている。私は治療の初期に「見立て」として400字程度の症例の要約を作ることにしている。症例Aの見立ては以下の通りである。

　「Aは生来的にPDDの傾向は認められるが，診断には至らない程度である。技術職の父親も同様の傾向を持っている。現時点ではそのことには触れず，本人がその問題に直面したときに取りあげるべきと考える。そのような傾向を有しながらも姉の手助けや両親の援助によって小学校までは対人関係能力も含めて順調に発達してきた。中学になって，何でも一人で取り組もうという気持ちが強まり，頑張りすぎて疲弊してしまったと考えられる。診断は重症の大うつ病性障害と考えられる。家族関係はよいが，姉や両親にあえて頼らなかったことも行き詰まってしまった要因かもしれない。同性の親友ができたことは大きなプラスの要因であるが，他の友達との関係は複雑すぎたかもしれない。姉や両親と距離をとろうとしたことは評価すべきことであるが，無理しすぎた印象がある。母親はバランスがとれた人であり，父親も治療に熱心で，うつ病に対する知識も持っており，この点もプラスの要因である」

### ■第2ステップ：心理教育的アプローチ

　第2ステップは「心理教育的アプローチ」である。鍋田[1]が述べているように，「うつ病にかかった人は，ある意味でうつ病を直すための『うつ病教室』に入った新入生のようなもの」である。治療者は専門家として診断を伝えるとともに，病気の性質，経過，予想される予後などの情報をパンフレットを用いて提供する。それとともに，薬物療法の必要性，副作用の注意，日常生活においてどのように病気と付き合うことが適切なのか，してはならないこと，したほうがよいことなどをしっかりと教育する必要がある。ここには家族への心理教育を含めたアプローチも含まれている。図14には私が使用している子どものうつ病のパンフレット，表11には日本語版自己記入式・簡易抑うつ症状尺度（QIDS-J）[4]を示した。

# 子どもの「うつ」に気づく

― 見逃されやすい子どもの「うつ」の診断と治療 ―

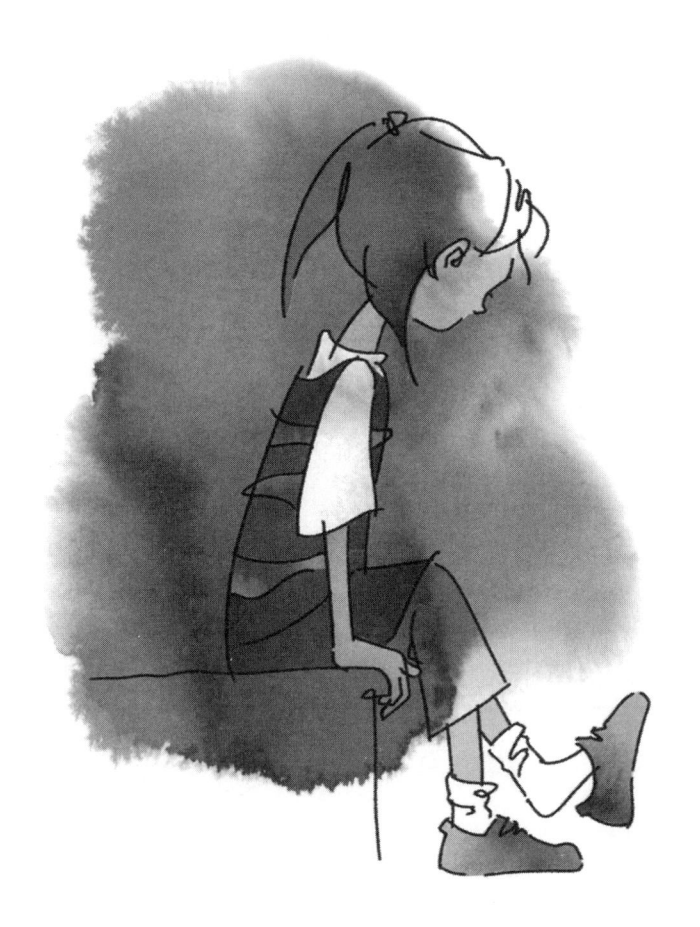

北海道大学大学院保健科学研究院　教授　傳田健三

図14　子どものうつ病パンフレット

## 「うつ」って何だろう？

### からだや気分にこんな不調が続いていませんか？

**からだの不調**
- 眠れない
- 食欲がない
- 朝起きることができない
- 朝がつらい、夕方から楽になる
- 疲れやすい
- からだがだるい
- 頭が痛い、お腹が痛い、肩がこる
- めまいがする

**気分の不調**
- ゆううつな気分だ
- イライラする
- 落ち着かない
- 集中できない
- 頭が働かない、決断できない
- やる気が出ない、何ごともおっくうだ
- 何に対しても興味がもてない
- 好きなことが楽しめない

　眠れない、食欲がない、頭が痛いといった「からだの不調」や、ゆううつな気分、イライラするなどの「気分の不調」は、誰でも日常生活でよく経験することです。多くの場合は、しばらくすると、このような不調は自然に改善していきます。

　ところが、からだの不調や気分の不調のいくつかの症状が同時に強くあらわれたり、長く続いたり、繰り返し起こったりする場合は、早い時期に医師に相談してみる必要があります。単なる不調ではなく、その背景にうつ病などの病気が隠れているかもしれません。

### ■うつ病の診断基準

**DSM-IV-TR（米国精神医学会, 2000）による大うつ病エピソードの診断基準**

以下の症状のうち5つ（またはそれ以上）が同じ2週間の間に存在し、病前の機能からの変化を起こしている：これらの症状のうち少なくとも1つはA症状である。

A．(1) 抑うつ気分
　　　※子ども、青年はイライラ感でもよい
　　(2) 興味・喜びの減退
B．(3) 食欲不振、体重減少（ときに過食）
　　　※子どもは、予測される体重増加がない場合でもよい
　　(4) 不眠（ときに過眠）
　　(5) 精神運動性の焦燥、または制止
　　(6) 易疲労感、気力減退
　　(7) 無価値感、過剰な罪責感
　　(8) 思考力・集中力減退、決断困難
　　(9) 自殺念慮、自殺企図
　　　※子ども、青年特有の症状が明記されるようになった。

## ■ どんな症状があらわれるか？

### ● 抑うつ気分またはイライラ感
- ゆううつな気分、気分がふさぎ込む
- 子ども・青年の場合はイライラ感であらわれることがある

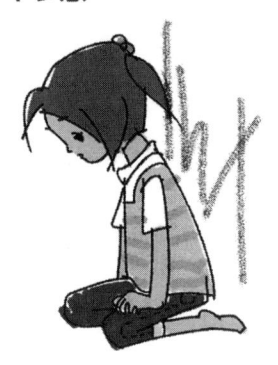

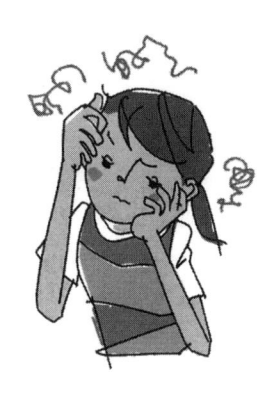

### ● 興味・喜びの減退
- 好きなことが楽しめない
- 何ごとにも興味がわかなくなった
- 喜びの感情がわかない

### ● 食欲の障害（減退または増加）
- 食欲低下、体重減少
- 成長期なのに体重が増えない
- 過食、体重増加

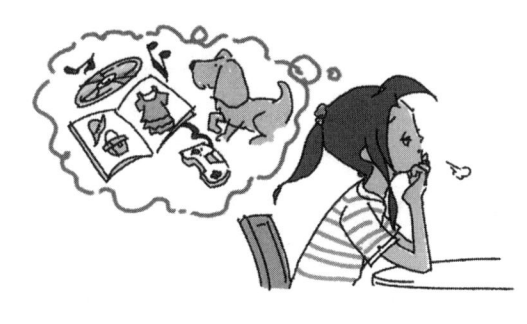

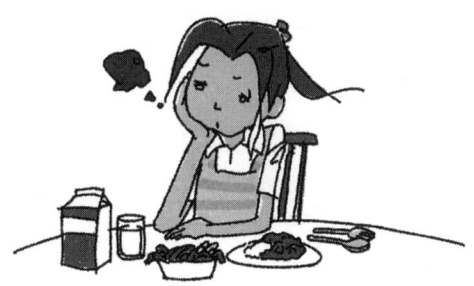

### ● 睡眠障害（不眠または過眠）
- 入眠障害、中途覚醒、早朝覚醒
- 朝起きることができない
- 過眠、いつも眠い

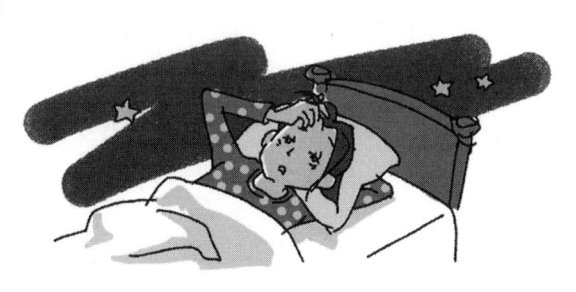

- ●精神運動性の焦燥または制止
  - 落ち着かない、そわそわする、焦燥感
  - 動きが遅くなる
  - 口数が少なくなる

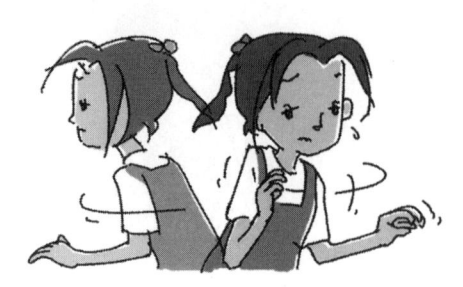

- ●易疲労感、気力減退
  - 疲れやすい
  - 1日中だるい
  - 気力がなく、何ごともおっくう

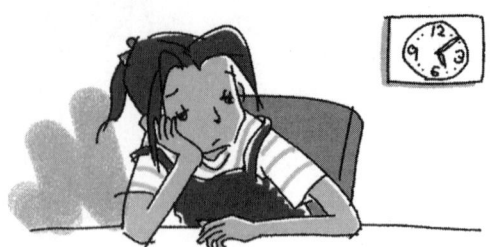

- ●無価値感、過剰な罪責感
  - 自分には価値がないと思う
  - むやみに自分を責める
  - 何ごとも自分の責任だと考える

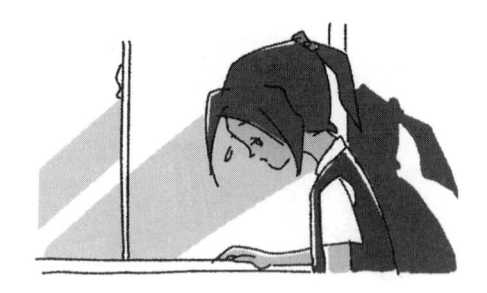

- ●思考力・集中力減退、決断困難
  - 集中力が減退する
  - 頭が働かない
  - 決断できない、何も決められない

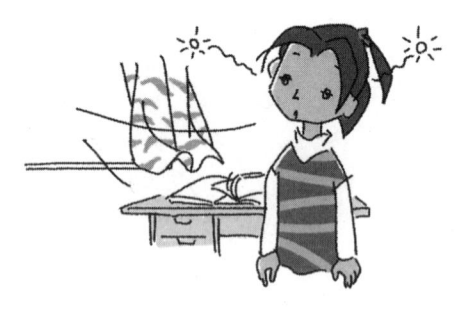

- ●自殺念慮、自殺企図
  - 生きていても仕方がないと思う
  - 死についてよく考える、死んでしまいたい

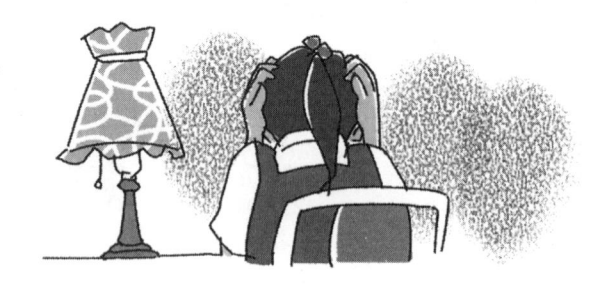

## ■子どものうつ病の特徴

### 1. 子どものうつ病は決して少なくない

　最近の欧米の疫学調査をまとめると、有病率は児童期では2.8%、青年期では5.9%と見積もられています(Costello et al., 2006)。すなわち、小学生では1クラスに1人、中学・高校生では1クラスに2～3人のうつ病の子どもがいるということになります。子どものうつ病は決して少なくなく、青年期以降は大人とほぼ同じ有病率であることを認識すべきです。

### 2. 大人のうつ病との違い：子どものうつは気づきにくい

　子どものうつ病の診断は、基本的には大人のうつ病の診断基準DSM-IV-TR(米国精神医学会, 2000)に従います。しかし、大人のうつ病とは以下の3点が異なります。
　(1) 抑うつ気分よりも「イライラ感」としてあらわれやすい。
　(2) 身体症状(頭痛、腹痛など)があらわれやすい。
　(3) 行動症状(不登校、ひきこもりなど)が起こりやすい。
　子どものうつ病は、からだの病気や行動の問題と考えられて、気づきにくいのが特徴です。

### 3. うつ病単独で出現するよりも、他の併存障害を伴いやすい

　子どものうつ病は、うつ病単独で出現するよりも、注意欠如・多動性障害(ADHD)、素行障害、広汎性発達障害(PDD)、不安障害などの併存障害を伴いやすいことが特徴です。したがって、うつ病の症状に、多動性(落ち着きのなさ)、衝動性、不安感などの併存障害の症状が加わるために、うつ病の症状が見えにくいと言えます。

### 4. 治りやすいが、再発しやすく、双極性障害へも発展しやすい

　子どものうつ病はきちんと治療を行えば、1年以内に軽快する症例が多いですが、数年後、あるいは成人になって再発する可能性が高いと報告されています。また、成人例と比べて双極性障害(躁うつ病)へ移行することが多いことが特徴です。

### 5. 薬物療法はSSRIが有効であるが、副作用には注意が必要である

　子どものうつ病にはSSRI(選択的セロトニン再取り込み阻害薬)という抗うつ薬の一部が有効であることが証明されています。しかし、不安感、イライラ感、焦燥感のような副作用が出現することがあります。このような症状が出現したら医師に相談しましょう。

## ■子どものうつ病の治療

### 1．治療の原則
(1) 十分な休養をとることが不可欠です。
(2) 病気についてよく知り、今は治療すべき状態であり、怠けではないことを理解してください。
(3) 治療中、自傷や自殺行動などの自己破壊的な行為をしないことを約束してください。
(4) 薬は必要な量を必要な期間服用してください。医師とよく相談し、指示に従ってください。
(5) 予想される治癒の見通しを知り、あせらないことが重要です。
(6) うつ病の治療は、「良くなったり悪くなったり」を繰り返しながらゆっくりと回復します。
(7) 治療終了までは人生に関係するような重大な決断をしないようにしましょう。

### 2．基本的な精神療法的アプローチ
(1) 子どものうつ病に対する精神療法は、ごく常識的なアプローチが最も適しています。
(2) 明らかなストレスがないかを確認し、ある場合には可能な限りの環境調整を行います。
(3) 心身ともに疲れ果てている子どもに十分な休息をすすめ、干渉的にならないように傍らに寄り添うような気持ちで接します。家族にも病気について詳しく説明し、協力を得ます。
(4) 治療者は、目の前の子どもは「何を苦しんでいるのか」「その苦しみはどこから生まれているのか」「その苦しみを軽くするにはどうしたらよいか」を考えながら、つらかったこれまでの状況を子ども自身の言葉であらわすようにうながし、心から耳を傾けます。
(5) 子どもの話を十分に聴いた後、うつ症状をひとつひとつ確認しながら、これまでの状況をうつ病の文脈で理解します。それを家族にも伝えます。
(6) 元気が出てきたら、あせらずに少しずつ、これからできることをともに考えていきます。
(7) 可能であれば、発症の契機となった出来事の意味を一緒に考えてみます。そして、それに対する対処法に問題はなかったか、どうすればよかったかを検討します。

### 3．認知行動療法
(1) 認知行動療法とは、物事の考え方や受けとめ方（これらを認知と呼ぶ）のゆがみに気づかせ、それを修正し、問題に対処することによって気分を改善する治療法です。
(2) 認知行動療法では、自分の認知のゆがみに気づいたり、それを修正したりするために、気分や考え方や行動をノートに記載してもらい、それを治療者とともに話し合ったり、別の見方ができるのではないかと検討します。これを「気分ノート」とよびます。

| 状況 | 感情 | 自動思考 | 適応的思考 | 今の感情 |
|---|---|---|---|---|
| いつ、どこで、誰が、何を | ①どのように感じたか ②感情レベル | そう感じる直前にどんな考えが浮かんだか | より現実的で適応的な考え | 改めて今の感情のレベルは |
| 授業中、学級会で司会の仕事をうまくできなかった。 | 自信喪失：90% ゆううつ：90% 劣等感：80% | 何をやってもだめだ。いつも完璧にやることができない。自分は無能だ。 | 皆が信頼して司会に選んでくれた。誰も変に思ってない。少し緊張してたかな。 | 自信喪失：50% ゆううつ：40% 劣等感：30% |

## ■子どものうつ病に対する薬物療法

1. 薬物療法の基本方針
   (1) 子どものうつ病も大人のうつ病と同じ「からだの病気」です。心身の疲弊状態と考えられます。環境調整をしても改善しない場合は、薬物療法が治療の中心になります。
   (2) 子どものうつ病にはSSRIの一部が有効であることが証明されています。
   (3) 抗うつ薬をのみ始めても、効果があらわれるまでに1～2週間かかります。効果があらわれないからといってあせることはありません。
   (4) 抗うつ薬は少量から始めて、徐々に増やしていきます。これは副作用を最小限におさえるためと、患者さんに必要な量を調整するために必要なことなのです。
   (5) 抗うつ薬はのみ始めに、下記に示すような副作用が出現することがあります。
   (6) 症状がよくなっても、しばらくは抗うつ薬をのみ続けることが大切です。

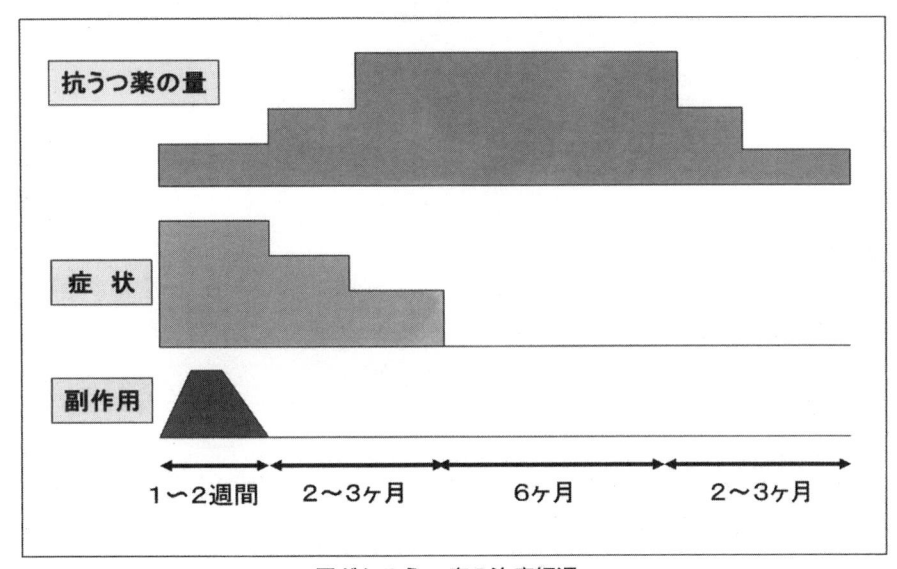

子どものうつ病の治療経過

2. 抗うつ薬の副作用
   (1) 抗うつ薬はのみ始めに、吐き気、胃部不快感、食欲不振、眠気、めまいなどの副作用が出現することがあります。そのような症状の多くは、しばらく経つと自然におさまります。
   (2) また、SSRIを服用すると、不安感、イライラ感、焦燥感などの症状があらわれることがあります。このような症状が出現したら医師に相談しましょう。
   (3) 抗うつ薬を急にやめると、フワフワ感、船酔いのようなムカムカ感、手足のぴりぴり感、イライラ感などが出現することがあります。治療を終了するときは、医師と相談しながらゆっくりと薬を減らしていきます。

## 表11 日本語版自己記入式・簡易抑うつ症状尺度
(Quick Inventory of Depressive Symptomatology：QIDS-J)

| | | |
|---|---|---|
| 1. 寝つき | 問題ない（または，寝つくのに30分以上かかったことは一度もない） | 0 |
| | 寝つくのに30分以上かかったこともあるが，1週間の半分以下である | 1 |
| | 寝つくのに30分以上かかったことが，週の半分以上ある | 2 |
| | 寝つくのに60分以上かかったことが，（1週間の）半分以上ある | 3 |
| 2. 夜間の睡眠 | 問題ない（夜間に目が覚めたことはない） | 0 |
| | 落ち着かない，浅い眠りで，何回か短く目が覚めたことがある | 1 |
| | 毎晩少なくとも1回は目が覚めるが，難なくまた眠ることができる | 2 |
| | 毎晩1回以上目が覚め，そのまま20分以上眠れないことが，（1週間の）半分以上ある | 3 |
| 3. 早く目が覚めすぎる | 問題ない（または，ほとんどの場合，目が覚めるのは，起きなくてはいけない時間の，せいぜい30分前である） | 0 |
| | 週の半分以上，起きなくてはならない時間より30分以上早く目が覚める | 1 |
| | ほとんどいつも，起きなくてはならない時間より1時間早く目が覚めてしまうが，最終的にはまた眠ることができる | 2 |
| | 起きなくてはならない時間よりも1時間以上早く起きてしまい，もう一度眠ることができない | 3 |
| 4. 眠りすぎる | 問題ない（夜間，眠りすぎることはなく，日中に昼寝をすることもない） | 0 |
| | 24時間のうち，眠っている時間は，昼寝を含めて10時間ほどである | 1 |
| | 24時間のうち，眠っている時間は，昼寝を含めて12時間ほどである | 2 |
| | 24時間のうち，昼寝を含めて12時間以上眠っている | 3 |
| 上記1～4の項目で最も点数が高いものを1つ選んでください | | 点数：＿＿＿ |
| 5. 悲しい気持ち | 悲しいとは思わない | 0 |
| | 悲しいと思うことは，半分以下の時間である | 1 |
| | 悲しいと思うことが半分以上の時間ある | 2 |
| | ほとんどすべての時間，悲しいと感じている | 3 |
| | | 点数：＿＿＿ |
| 6. 食欲低下 | 普段の食欲とかわらない，または，食欲が増えた | 0 |
| | 普段よりいくぶん食べる回数が少ないか，量が少ない | 1 |
| | 普段よりかなり食べる量が少なく，食べるよう努めないといけない | 2 |
| | まる1日（24時間）ほとんどものを食べず，食べるのはきわめて強く食べようと努めたり，誰かに食べるよう説得されたときだけである | 3 |
| 7. 食欲増進 | 普段の食欲とかわらない，または，食欲が減った | 0 |
| | 普段より頻回に食べないといけないように感じる | 1 |
| | 普段とくらべて，常に食べる回数が多かったり，量が多かったりする | 2 |
| | 食事のときも，食事と食事の間も，食べ過ぎる衝動にかられている | 3 |
| 8. 体重減少（最近2週間で） | 体重はかわっていない，または，体重は増えた | 0 |
| | 少し体重が減った気がする | 1 |
| | 1キロ以上やせた | 2 |
| | 2キロ以上やせた | 3 |
| 9. 体重増加（最近2週間で） | 体重はかわっていない，または，体重は減った | 0 |
| | 少し体重が増えた気がする | 1 |
| | 1キロ以上太った | 2 |
| | 2キロ以上太った | 3 |
| 上記6～9の項目で最も点数が高いものを1つ選んでください | | 点数：＿＿＿ |

（右頁につづく）

| | | | |
|---|---|---|---|
| 10. 集中力/決断 | 集中力や決断力は普段とかわりない | | 0 |
| | ときどき決断しづらくなっているように感じたり，注意が散漫になるように感じる | | 1 |
| | ほとんどの時間，注意を集中したり，決断を下すのに苦労する | | 2 |
| | ものを読むことも十分にできなかったり，小さなことですら決断できないほど集中力が落ちている | | 3 |
| | | 点数： | |
| 11. 自分についての見方 | 自分のことを，他の人と同じくらい価値があって，援助に値する人間だと思う | | 0 |
| | 普段よりも自分を責めがちである | | 1 |
| | 自分が他の人に迷惑をかけているとかなり信じている | | 2 |
| | 自分の大小の欠陥について，ほとんど常に考えている | | 3 |
| | | 点数： | |
| 12. 死や自殺についての考え | 死や自殺について考えることはない | | 0 |
| | 人生が空っぽに感じ，生きている価値があるかどうか疑問に思う | | 1 |
| | 自殺や死について，1週間に数回，数分間にわたって考えることがある | | 2 |
| | 自殺や死について1日に何回か細部にわたって考える，または，具体的な自殺の計画を立てたり，実際に死のうとしたりしたことがあった | | 3 |
| | | 点数： | |
| 13. 一般的な興味 | 他人のことやいろいろな活動についての興味は普段とかわらない | | 0 |
| | 人々や活動について，普段より興味が薄れていると感じる | | 1 |
| | 以前好んでいた活動のうち，一つか二つのことにしか興味がなくなっていると感じる | | 2 |
| | 以前好んでいた活動に，ほとんどまったく興味がなくなっている | | 3 |
| | | 点数： | |
| 14. エネルギーのレベル | 普段のエネルギーのレベルとかわりない | | 0 |
| | 普段よりも疲れやすい | | 1 |
| | 普段の日常の活動（例えば，買い物，宿題，料理，出勤など）をやり始めたり，やりとげるのに，大きな努力が必要である | | 2 |
| | ただエネルギーがないという理由だけで，日常の活動のほとんどが実行できない | | 3 |
| | | 点数： | |
| 15. 動きが遅くなった気がする | 普段どおりの速さで考えたり，話したり，動いたりしている | | 0 |
| | 頭の働きが遅くなっていたり，声が単調で平坦に感じる | | 1 |
| | ほとんどの質問に答えるのに何秒かかかり，考えが遅くなっているのがわかる | | 2 |
| | 最大の努力をしないと，質問に答えられないことがしばしばである | | 3 |
| 16. 落ち着かない | 落ち着かない気持ちはない | | 0 |
| | しばしばそわそわしていて，手をもんだり，座り直したりせずにはいられない | | 1 |
| | 動き回りたい衝動があって，かなり落ち着かない | | 2 |
| | ときどき，座っていられなくて歩き回らずにはいられないことがある | | 3 |
| 上記15～16の項目で最も点数が高いものを1つ選んでください | | 点数： | |
| 実施日： 年 月 日 | | 合計： | |

| 0～5点 | 6～10点 | 11～15点 | 16～20点 | 21～27点 |
|---|---|---|---|---|
| 正常 | 軽度 | 中等度 | 重度 | きわめて重度 |

（藤澤大介，ほか：日本語版自己記入式簡易抑うつ尺度（日本語版 QIDS-SR）の開発．ストレス科学 25(1)：43-52，2010[4]より引用改変）

## ■第3ステップ：真の感情を表現させるアプローチ

　第3ステップは「真の感情を表現させるアプローチ」である。子どもの精神療法的アプローチにおいて，治療関係が成立すると，子どもは治療者に対して次第にさまざまな気持ちや感情，あるいは考えを表現するようになる。そこには，保護され，安心・安全を感じることができる治療環境が必要である。子どもにとって安心できる治療環境のもとで自由に自己表現ができ，それがそのまま受け入れられるという体験が重要なことはいうまでもない。

　しかしそれでも，子どもにとって自分の本当の気持や，考えをことばで表現することは容易なことではない。そこで，子どもに真の感情を表現させるさまざまな「設え」「枠組み」が必要になってくる。例えば，ことばで表現することが困難な幼児や年少児では，絵画や箱庭，あるいはさまざまな遊びなどの非言語的な手段を用いることがあってもよい。話したいことをメモにしてきてもらったり，ノートに書いてきてもらったり，日記や睡眠・覚醒リズム表を書いてきてもらうこともあるだろう。もう少し進んで，CBTのように思考記録表を書いてきてもらう場合もある。いずれにしろ，本人に最も相応しく，自分がうまく出せる方法で表現してもらうことが重要である[3,5]。

　しかし，子どもがことばで表現するのが難しいからといってすぐに絵画療法や箱庭療法というのはどうだろうか。援助者としては，それでもなるべくことばで表現するように促していく必要があるのではないか。話すことが困難でも文章にすると能弁な子どもも多い。子どもが書いた文章を読んで，初めて目の前の子どもの真の苦しみを知ることも少なくない。そこから治療が急速に進展していく場合もある。子どもにおいても，ことばで自分の真の感情や考えを表現してもらうことが精神療法の最大の目標であることはつねに念頭におく必要がある。

　また，種々のエピソードがトラウマになっていてなかなか表現できないという場合も少なくない。子どものうつ病においても同様のことは意外に多いことを認識しておく必要がある。子どもが何らかのトラウマを抱えている可能性を察した場合は，決して侵入的にならずに，「今あなたが困っていることや，つらいことがあれば聞かせてほしい。でも，無理に話す必要はない。話しても大丈夫という気持になったら聞かせてほしい」と伝え，その時期が来るのを焦らずに待つことが大事である。そして，ひとたび子どもがトラウマについて話したら，治療者も同じつらさや苦しさを体験し，それと対峙する覚悟が必要になるのである。

　症例Aのように，トラウマとはいえないが，誰にもいえず，ずっと心に秘めてきた事柄を，あるタイミングで思い切って話し出すというエピソードが存在する。それがターニングポイントとなって治療関係が深まり，自分の感情をことばで客観的に述べることができるようになることも少なくない。

## ■第4ステップ：問題解決的アプローチ

　第4ステップは「問題解決的アプローチ」である。自分がうつ状態に陥った状況を認識して，それを明確化し，その解決を治療者とともに考えていくことが目的である。そのためには，自分がうつ状態であることを客観的に認識できる必要がある。自分の状態

や問題を少し冷静に考えることができる程度には改善していること，睡眠・覚醒リズム表や日記，あるいは思考記録表などをつけることができる状態であることが条件となる。ただし子どもの場合，正式なCBTへ導入することは容易ではない。思考記録表を書くことができるのは中学生でまれに存在する程度である。そのため私は睡眠・覚醒リズム表や本人独自の日記を用いることが多い。それであっても，それを書くことができるまでには十分な準備期間と治療者の地道な働きかけが不可欠である。

　まず，治療者の態度は，大人に対する場合よりも積極的であり，スポーツのコーチ的な態度で臨むことが望ましい。基本的な心構えとしては，子どもの場合は認知面を無理に変えようとしない方がよい。むしろ行動面に働きかけ，思い切ってさまざまな行動に踏み切ることを勧め（例えば，「運動をしてみよう」「フリースクールを見学してみよう」と勧める），本人が自ずと気分や状態の変化に気づくのを待つ姿勢が必要である。そして，「まだ無理をすると疲れる」「漫画を読むことはできるが，集中力を要する小説を読むことは困難だ」という自分の心理状態を認識させていくことが必要である。大人では容易に認識できることが，子どもでは治療者の計画的で地道な努力と本人のモチベーションがないと容易には進まないのである。

　自分の心理状態が認識できたら，その「困った状態」がどのような状況において生じるのかを明確化し，それに対してどのように対応するか，どのような対処法があるかをともに考えていくことになる。例えば，Aが高校入学後，同じ部活の1人の女子から嫌がらせを受けて「困った状態」に陥ったとき，その状況を詳しく聞いていくと，嫌がらせをする女子は，Aが仲良くしている友達と同じグループに属していること，Aが気軽に話をする顧問の教師のことを好きなのではないかということが明らかになってきた。そこで治療者がAに，「友達がとられるような気がしたり，先生を独占されているように感じて妬ましかったのかもしれないね」と状況を説明すると，Aはようやく嫌がらせをした女子がどのような感情を抱いているかについて気づくことができた。そして，自分は相手の気持ちを察することが苦手かもしれないことに思い至ったのである。Aは「そういえば，これまでも同じように誰かと仲良く話していると，嫌がらせを受けたりいじめられたりした」ことに気づいていった。そして，顧問の先生に対応を相談することができるようになったのである。

　このように面接では，なるべく具体的なテーマについて話し合い，その解決策を，
　①まず問題をはっきりさせ，状況を分析する
　②自分はその問題をどのようにしたいのかという解決目標を考える
　③具体的な問題の解決方法を模索し試してみる
という手順で考えていった。

　治療者とともに問題の解決策を考えることにより，患者がこのように考えれば何とかなるかもしれない，あるいはこの問題が解決すればこの状況を抜け出せるかもしれないというひとすじの希望が見えてくることが重要である。いうまでもなく，その背景には良質な治療者・患者関係が必要であり，「この人と一緒であれば何とかなりそうだ」という安心感が治療を促進していると思われる。

## ■第5ステップ：生き方や特性・性格へのアプローチ

　第5ステップは「生き方や特性・性格へのアプローチ」である．子どもと生き方や性格・特性をテーマとした話し合いが可能かと疑問に思う人もいるかもしれない．しかし，子どもにとっては，好むと好まざるにかかわらず進学や就職の問題が次々と迫ってくるのである．人生や生き方を考えざるを得ない状況におかれているといってよい．ところが，家族はうつ病の子どもを抱えて，多かれ少なかれ腫れ物に触るような対応にならざるを得なくなっている．学校でも教師，親，子どもを交えた三者面談が行われるが，進学可能な高校や大学の名前は出るが，生き方が話題になることはほとんどないといってよい．

　しかし，子どもも人生を悩んでいる．一度，うつ病というつまずきを体験した子どもは，進学してもまた同じ状態になってしまうのではないか，友達関係で同じ失敗を繰り返してしまうのではないかと悩んでいる．友達とのトラブルがトラウマのような深刻な体験となっている子どもも少なくない．また，「役割をきちんとこなさないといけないとつねに考えてしまう」「いつも何かに追われているように過度に無理をしてしまう」などと自分の特性や性格を述べる子どもも多い．話を聞いていくとその背景に母親との関係や父親との関係が見えてくることもまれではない．このような場合は，時間をかけてじっくりと丁寧に傾聴する必要があるだろう．

　症例Aにおいては，友達関係がいつもうまくいかないことをつねに気にしており，自分の性格に問題があるのではないかと治療者に疑問をぶつけてきた．治療者はこれを機に特性としてPDDの傾向があることをきちんと説明する必要があると考え，心理検査を受けることを勧め，その結果を本人および両親に伝えた．その結果，Aは「これまでの自分の生きづらさの意味がようやくわかった」と述べ，自分の特性を生かした生き方を考えるようになり，大学進学をせずに就職を選択したのである．

## ■文　献

1) 鍋田恭孝：うつ病がよくわかる本―うつ病の本質・うつ病からの立ち直り方・うつ病のあるべき治療―．日本評論社，東京，2012
2) 青木省三：ぼくらの中の発達障害．ちくまプリマー新書，東京，2012
3) 傳田健三：子どものうつ病―見逃されてきた重大な疾患―．金剛出版，東京，2002
4) 藤澤大介，中川敦夫，田島美幸ほか：日本語版自己記入式簡易抑うつ尺度（日本語版QIDS-SR）の開発．ストレス科学 25(1)：43-52, 2010
5) 傳田健三：子どもの双極性障害―DSM-5への展望―．金剛出版，東京，2011

# 第3章
# 子どものうつ病と家族へのアプローチ

Part 1　家族へのアプローチの基本的な考え方

Part 2　精神療法的アプローチと家族へのアプローチ

# Part 1　家族へのアプローチの基本的な考え方

　児童・青年期は，いまだ心身ともに成長の途上にあり，心理・社会的に親へ依存している時期である。したがって，その治療や状態改善のために，親へ働きかけ，協力を得ることは不可欠である。ここでは，いわゆる家族療法といわれる特定の理論や技法を紹介するのではなく，日常臨床において必要な，ごく一般的な家族へのアプローチについて述べてみたい[1,2]。

## ■初診時における留意点

### 1）親もまた苦しんでいることを理解する

　治療者の陥りやすい態度として，知らずに親を責めてしまうことがあげられる。治療者が子どもの立場に立ち，共感を深めるほど，ともすると親への非難や陰性感情が治療者の心にわきあがってくることがある。子どもが苦しんでいるのに，親が事情を理解せずにのんきにしているように見えるときや，うつ病とは知らずに叱咤激励しているときなど，つい親を責めてしまうのである。しかし，そのようなとき，親は子どもがうつ病であることを知らないために，どうしてよいかわからなかったり，子どものために何とかしてあげたいという気持ちからそうせざるを得なくなっている場合が少なくない。親もまた，苦悩しながら，追いつめられた気持ちで来院している場合がほとんどなのである。そのような親に対して治療者が批判的では，治療もうまくいくことは少ない。治療者に責められて落ち込んでいる親を見て，子どもはなお一層申し訳ないと自分を責めてしまうものである[1]。

### 2）心理教育的アプローチの重要性

　家族へのアプローチで最も重要なことは，十分なインフォームド・コンセントを含めた心理教育的アプローチをきちんと行うことである。具体的な対応の方法について，片山ら[3]を参考にして以下に列挙してみたい。
　①両親に対し，病気（うつ病）について，きちんと詳細に，またできるだけ噛み砕いて説明し，治療に対する同意を得る
　②両親から病気に関する詳細，家族・社会環境，発達歴・生育歴などについての情報を得る
　③病気について，一般的にそれをどうとらえ，どう対処したらよいか指導する
　④子どもの正常な精神発達を説明し，患児の精神発達上の問題点を示す
　⑤両親として，どのような養育態度をとったらよいか，どこまでが両親に可能な部分であり，どの辺に限界があるかを助言する
　⑥日常生活上の患児の反応にどうかかわるかについてなるべく具体的に助言する

⑦子どもが何を感じ，何を考え，なぜそのような行動をとるのか助言する
⑧治療方針，現時点で考えられる今後の見通し，一般的な予後などについて，可能な範囲で説明する

### 3）親から学ぶ謙虚な姿勢を大切にする

親は，専門家よりずっと長い間子どもの状態をみて，さまざまな試みをしてきたうえで来院しているのである。したがって，子どもの状態を親から学ぶ姿勢が不可欠である。そのような態度で接すると，親も責められていないという気持ちがして，とても話しやすくなるものである。また，親は秘めておきたい家庭の事情を他人に伝えなければならない苦痛を抱えていることを理解し，つらい立場を尊重する配慮とあくまでも謙虚な態度が治療者に求められる[4]。

### 4）とりあえず親にしてもらうこと[1]

①現在の状態は，単に嫌なことがあって落ち込んでいる状態ではなく，怠けでも，性格の問題でもなく，また親の養育のせいでもなく，「うつ病というからだの病気」なのだということを理解してもらう
②子どものこれまでの苦しかった体験や耐え忍んできた過程を，うつ病の文脈で説明し，理解してもらう[5]。それを治療者が子どもに代わって詳しく説明する
③うつ病は心身の疲弊状態であると説明し，とにかく子どもに休養をとらせる。休養なしではどんな治療も成功しないことを繰り返し説明する。大事な用事が目前に迫っていたとしても，そうであればなおさら，休ませるように進言する
④今は，子どもをゆっくり休ませ，子どものみじめさ悲しさに共感して，包み込んでやる必要があると説明する[5]
⑤子どもがここまで追いつめられた心理的道程を，子どもの気持ちに添って理解するように促す。治療者も親と情報を交換しながらともに理解しようという姿勢を忘れない
⑥子どもがどんなに親に悪態をついたとしても，どんなに反抗的であっても，どんなに冷淡であっても，それは最も頼りにしている人への裏腹な態度なのであり，子どもにとって家族はいつでも唯一最大の支えであることを説明する
⑦今はうつ状態が続いていて，本人も家族もとてもつらいが，必ず解決策があり，状態は改善の方向に向かうことを繰り返し説明する
⑧子どものペースを尊重する。治癒の過程はゆっくりしていることを認識する。家族全体も，少しのんびり，ゆったりとした生き方を大切にする
⑨家族が疲れ果てては治療にならない。子どもはそれを見てまた自分を責めてしまうので，家族自身の休養と精神衛生に気をつける

## ■児童・青年期患者を抱える親の特徴

児童・青年期の患者を抱える親の特徴として下坂[6]，村瀬[4]は次のようにまとめている。うつ病の子どもをもつ親の特徴とも共通する部分が多い。
①患者も親もともに巻き起こす渦の中にあり，親はなすすべを見失っている。もっ

ともときには片親—主として父親—は，渦の外にいるかのごとく無関心に見える挙動を示している場合もある

②発症以前は，問題が特になかったと概ね見なされていた患者たちであるだけに，親は当てが外れたとの思いにとらわれ，問題の長期化につれ，彼らの感情は失望から絶望へと推移していく

③万策尽き窮境の中で，配偶者の対応を互いに責め合う事態が生じやすい。この延長線上で，双方の原家族のありようを非難し合うこともしばしばである

④親を始めとする家族成員は，不安，焦燥，後悔，自責，恥，怒り，恨みなどの諸感情にとらわれ，疲労し抑うつ的となり，不眠，頭重といった身体的な不調を覚えるようになることも少なくない

⑤患者のふるまいの意味を家族なりに把握しようとするが，それは病気，怠け，わがままなど，さまざまな姿に映り，結局は得体が知れないという無力感に陥るか硬直した1つの判断に固執するようになる

⑥患者のみならず家族も，こうした事態に困り果て，治療者に受けとめてもらえるか，批判や叱責を受けるのではという不安とおそれを抱いていると推察される

⑦児童・青年期患者は，依存と自立のはざまにあって，親を理想化したり，依存したり，価値を切り下げたり，激しく反発したりする。このような反抗しながら依存するという矛盾に満ちた行動に，親は振り回される

⑧この年代の親は，社会的には責任を負う立場にあるので負担が重くなり，しかも体力的には下り坂の時期にあたる。親子関係の問題に対処し続けるのは相当の心理的エネルギーを要する。また，親は子どもたちが離れていく淋しさや不安にも耐えなければならない

⑨この時期は親にとり，自分たちの親を看護し，見送り別れるという課題にも直面し始めるときである。夫婦としてどう分かち合ってこれらの課題に対応していくのか，社会的責任の遂行といかに調整をはかっていくのか，成人としての実質的な成熟の度合いが問われる心身ともに厳しい時期といえる

## ■家族へのアプローチの基本的な考え方[7]

①精神科の治療とは多くの場合，患者自身のもっている自然治癒力を最大限に引き出し，それに力をかして，患者が自らの力によって回復していくのを見守ることにほかならない。薬物療法も精神療法も，この自然治癒過程を促進させる1つの手段である

②同様に，家族自体にも自然治癒力があると考えるべきである。また，それぞれの家族には独自の歴史や経緯があることも事実である。したがって，家族を急いで変えようとしたり，コントロールしようとせず，家族がもっている内なる力を信頼することがまず重要である。治療者が変化を家族に押し付けるのではなく，家族自身が「ああ，そうか」と自然に気づき，心から納得して変わっていくことをねらいとする

③患者が苦しいときは家族はそれと同様かそれ以上に苦しい。一見異常で病的に見える両親の姿は，実は追いつめられた家族の一般的な姿なのかもしれない

④家族のアプローチを行うこと自体が，暗にすべての原因が家族にあるかのような印象を与えることになったり，治療者も知らぬ間にそのような視点で家族を見てしま

う危険性に注意する。「家族は決して病気の原因ではありませんが，子どもの状態の改善のためには，家族の協力が不可欠です」と伝える

⑤治療者は家族と一緒に患者が立ち直るのを見守り，手をかすタイミングを見定め，子どもに対する真の理解をともに考えていく姿勢が重要である

⑥患者を含めた家族のある人に過度に同情したり，あるいは反発を感じてしまうとき，自分はなぜそのような感情を抱いてしまうのか，振り返ってみる必要がある。自分は子どもに肩入れしやすいか，親に肩入れしやすいかを認識しておく必要がある。治療者はいずれかに加担するのではなく，子どもと親のよき仲介者であることを目指す[4]

⑦いかに反抗的で冷淡であろうと，子どもは心の底では親との和解，親からの受容を望んでいるという理解は不可欠である

⑧依存と自立，退行と発達という相反する2つのベクトルが同時に働いている児童・青年期症例に対して，治療者は現在どこに焦点を当ててかかわっているかを認識する

⑨家族への援助とは，「互いに情報を交換し合うことによって，家族も治療者も新しい視点から問題を理解し，家族が自らの力で問題を解決していく共同作業」である[8]

## ■家族へのアプローチの実際[9]

①個人面接と家族面接を原則として併用する。同一治療者が双方を担当するのか，別の治療者と共同して行うかは，治療者自身のおかれた状況，患者の病態の軽重などによって臨機応変に対応する

②家族成員全員に平等に肩入れし，受容を全員に及ぼすことが原則である

③治療者は自分のおかれた治療状況，できること，できないこと，治療方針を率直に伝え，患者および家族からどのようになりたいかを聞く

④上記に示したように，十分なインフォームド・コンセントを含む心理教育的アプローチをきちんと行う

⑤合同家族面接の場合は，患者と他の家族成員それぞれの訴え，考え方，感じ方の差に焦点を合わせながら，問題となっている事態に対する各成員の認識の差を明確化し，これを確認する

⑥家族成員が自尊心を保てるように，主導権を可能な限り当事者におく

⑦親との協力関係を維持するために，親の立場を尊重し，親の顔を立てる。また，親の苦しみを汲み，不安や抑うつを理解する

⑧親の対応や認識の変化について十分な賞賛を送る

⑨子どもの主体性を尊重しつつ，必要なときに手をかすという方針を基本とする

⑩親のもつほどよい保護機能を信頼し，この機能の活性化をはかる

⑪症状や問題行動の意味（特にポジティブな意味）を家族とともに考える。症状や問題行動の中に，その子どものすぐれた点を見出す姿勢を大切にする

⑫母親には共同治療者になってもらい，父親には疲労困憊した母親を支え，母親の愚痴を聞き，子どもとの関係も積極的に結んでいくよう提言する

⑬家族へのアプローチが，全体の治療に中によく統合されて，それ自体が際立たず，浮き上がらないように心がける

## ■子どもに問題が生じたときの10ヵ条[2]

自分の子どもがうつ状態に陥ったり，不登校になったりしたとき，親としてどのように対応し，どのような心構えをすればよいのだろうか。その対応の方法を10ヵ条にまとめてみた（表12）。

**表12　子どもに問題が生じたときの10ヵ条**

第1条：「両親で何度もじっくりと話し合う」
　困ったら，まず両親でじっくり話し合うことが不可欠である。これは神様が両親に与えてくれた試練だと考えて素直な気持ちになって話し合う必要がある。

第2条：「適度な反省は必要だが，必要以上に自分たちを責めない」
　過度な反省や自責はむしろマイナスだと考えた方がよい。あまり原因を追及しすぎると，悪者探しになってしまう。両親はお互いに自責的にならないように支え合う必要がある。

第3条：「これから何をすべきかを考える」
　これまでの自分たちの方法ではうまくいかない場合は，別の方法を考えてみる。反省ばかりせずに，これから何ができるか，何をすべきかを考える必要がある。

第4条：「誰かに相談する」
　困ったら必ず誰かに相談することが重要である。一人あるいは両親のみで抱え込まない。家族や友人に相談するだけでなく，積極的に相談機関や病院に行くことも重要である。

第5条：「相談者と信頼関係を築き，情報を交換して協力する」
　相談機関（あるいは病院）の医師，カウンセラー，相談員などと信頼関係を築き，情報を交換し合って協力していく。父親も可能な限り相談機関（あるいは病院）に行くことが重要である。父親が治療に参加することで治療が展開していくことが少なくない。

第6条：「子どもの立場になって考える」
　今子どもはどんな気持ちでいるのかをできる限り想像してみる。子どもが病気の場合は病気について十分な知識をもち理解する。

第7条：「子どものプラスの側面を見る」
　いつも子どものよい面，プラスの側面を見るように心がける。子どもが現在できている部分を評価する。そして，それをことばに出してほめることが重要である。

第8条：「子どもを一人の人格として尊重する」
　小学生であっても，子どもを一人の人格として尊重することが必要である。すでに親の思う通りにはならないとあきらめ，子どもの顔をたてて，本人のプライドを尊重する。

第9条：「最終的には両親が支えるのだと腹をくくる」
　最終的には，自分たち両親が対応し，自分たちが支え，自分たちが状況を変え，自分たちが変わっていくしかないのだと腹をくくる。自分たちが解決のためのキーパーソンであると認識する。

第10条：「今，ここから，できることから始めて行く」[10]
　すべてを一気に変えることはできない。小さな変化を大事にする。今，ここから，できることから始めて行く。

## ■文　献

1) 傳田健三：子どものうつ病―見逃されてきた重大な疾患―．金剛出版，東京，2002
2) 傳田健三：「子どものうつ」に気づけない！　佼成出版社，東京，2007
3) 片山登和子，乾　吉佑，滝口俊子：思春期精神療法と並行父母面接．河合隼雄，岩井　寛，福島　章　編：家族精神療法．金剛出版，東京，pp. 89-104，1984

4) 村瀬嘉代子：親へのアプローチ．青木省三，清水將之 編：青年期の精神医学．金剛出版，東京，pp. 274-285, 1995
5) 村田豊久：児童期の感情障害．本城秀次 編：今日の児童精神科治療．金剛出版，東京，pp. 214-224, 1996
6) 下坂幸三：青年期患者とその家族に対する心理的援助．臨床精神医学 19：994-998, 1990
7) 傳田健三：青年期症例の家族に対する治療的アプローチ―家庭内暴力を呈する一女子高校生の治療過程を通して―．大正大学カウンセリング研究所紀要 18：15-22, 1995
8) 渋沢田鶴子：「療法」・「援助」という家族に関する2つのキーワードをめぐって―個人的な体験から―．精神療法 19：111-115, 1993
9) 下坂幸三：神経性無食欲症に対する常識的な家族療法．下坂幸三，秋谷たつ子 編：摂食障害（家族療法ケース研究1）．金剛出版，東京，pp. 9-32, 1988
10) 村瀬嘉代子：家族成員の育ちなおりを支えた治療者―家族統合促進機能に果たしたその象徴的および実際的役割―．石川 元 編：境界例（家族療法ケース研究3）．金剛出版，東京，pp. 51-79, 1989

## Talk Talk 子どもの自己評価

平成24年に私たちの研究グループは「児童生徒の心の健康に関する調査」を行った。全道の小・中・高校生 3,735 人を対象に，子どもたちの抑うつ傾向，躁傾向，自閉傾向について調査した。その結果，抑うつ傾向を示す児童生徒は高い割合で存在し，死や自殺を考える子どもも予想以上に高率であった（井上貴雄ら：児童青年精神医学とその近接領域 54(5)：571-587, 2013 参照）。

この調査で特徴的であったのが抑うつ傾向の中身である。「自己評価の低さ」の項目が著しく高かったのである。具体的には「自分が他の人に迷惑をかけていると信じている」「自分の欠点について常に考えている」という子どもが多くを占めた。

実は同様の調査を日本，米国，中国，韓国で行った研究がある（日本青少年研究所，2011）。自己評価の項目をみると，「私は価値のある人間だと思う」という質問に対して，「全くそうだ」「まあそうだ」と答えた高校生は日本では 36.1%，米国 89.1%，中国 87.7%，韓国 75.1% であった。

この結果について，謙虚を美徳とする国民性だとする意見もあるが，それだけで説明はつかない。それ以上に，成功体験の有無，周囲からの肯定的な評価の有無，将来の夢や希望の有無などが影響しているように思われた。

子どもの自己肯定感を育むために，家庭・学校・地域・社会が一体となって子どもを見守る環境作りを進める必要がある。われわれ大人はしっかりとこの問題に向き合わなければならない。

# Part 2 精神療法的アプローチと家族へのアプローチ

## I 解離を繰り返したうつ病女性の長期経過

　本症例には幼少時における父親からの性的虐待や母親の統合失調症の発症などの劣悪な家庭環境があり，「基本的信頼感」の希薄さという深刻な状態が存在した。小学3年生のときにうつ状態で初診したが約9ヵ月間で軽快した。その後高校2年まではとくに問題は生じていなかった。ところが高校2年生の2学期より，父親から性的虐待を受けた記憶がフラッシュバックのようによみがえり，きわめて不安定な状態を呈して再診した。それから現在に至る長期にわたる治療経過を述べ，病態の変遷，治療者の対応，家族へのアプローチ，および治療的アプローチの工夫などについて検討した。症例の報告に関して本人および家族の同意を取得し，匿名性に十分な配慮を行った。

### ■症例

**症例B**：女子，初診時8歳8ヵ月，小学3年生，現在20代後半
**診断（最終診断）**：双極Ⅱ型障害，解離性障害，特定不能の広汎性発達障害
**初診時主症状**：不登校，幻視（ろうそくが揺れ，緑の女性が見える），チック，過呼吸
**家族歴・既往歴**：初診の数年後，母親は統合失調症を発症（現在は陰性症状が強く，かろうじて家事を行うレベル）。後に判明したことであるが，Bは幼少時から数年間実の父親から性的虐待を受けていた。Bが6歳のとき両親は離婚。初診時はB，母親，母方祖父母の4人暮しであった。現在祖父はアルツハイマー型認知症のため施設入所。祖母は近所に独居。
**生育歴**：以下の発達歴はBが青年期になって詳しく再聴取して明らかになったことである。胎生期，出生時，初期運動発達に問題なし。始語は13ヵ月でことばの発達は順調で，むしろ難しいことばをよく覚えた。幼児期から人見知り，甘え，要求は少なく，一人遊びを好み，母親への愛着行動は乏しかった。集団行動では外から眺めていることが多かった。読書を好み，観念的な物言いが目立った。几帳面で完璧主義的な性格であった。部屋を徹底的に片付けること，本や雑誌を規則的に並べること，洋服に対するこだわりが認められた。

**現病歴1：小学生時代**
　小学校入学後は友達は少ないが，授業は好きで，休むことなく登校した。成績は優秀で，集団行動もとくに問題は認められなかった。小3になる直前の3月から母親がパートに出るようになった。母親は「心因反応」で某精神科に通院中であった。
　小3時にクラス替えがあり，担任も男性教師に替わった。4月の2週目頃より，毎朝腹痛が出現し，全身が震えだして，過呼吸になり，登校できなくなった。夜になると，「目

の前でろうそくが揺れ，緑の女の人が見える」といい，「うっうっ」という音声チックも出現し，眠れなくなった。そのため7月上旬，小児科からの紹介で当科を初診した。

初診時，小学3年にしては過度にしっかりしており，質問には笑顔で丁寧な敬語を使ってはっきり，きちんと返答した。「自分が学校に行っている間に母親が自殺してしまうのではないかと不安です」と述べた。とくに学校で嫌なことがあるわけではないと語った。症状を確認すると，不眠，食欲低下・体重減少，日内変動（朝がつらい），易疲労感，興味減退，気力減退，集中力低下などのうつ症状が存在した。

治療は臨床心理士がBに箱庭療法を施行し，その後主治医が母子と合同面接を行うという方法とした。母親は臨床心理士に対して不満で，主治医にのみ診てもらいたいと述べた。母親は過敏で被害的な傾向が強く，統合失調症の可能性が考えられた。1ヵ月後には（夏休みになったのに），うつ状態はさらに悪化し，イライラ感が強まり，家で突然泣き出したりするようになったため，抗うつ薬（アミトリプチリン30 mg）を処方した。抗うつ薬は奏効し，家ではすっかり元気になった。10月初旬から登校が可能となった。翌年の1月，母親が（心理士に被害的なこともあり）一方的に「元気になったので治療を終了したい」と述べて，治療終了となった。この時点では虐待のことは明らかになっていなかった。

### 現病歴2：高校生以降

9年後，高校3年生（17歳）になって再来した。主治医の外来日ではない日にBと母親，祖母が来院し，一方的に「主治医にすぐに診てほしい」と外来で大騒ぎをし，他の医師が対応すると過呼吸，解離を呈した。その後予約日まで毎晩夜間当直医に母親と祖母から電話がかかってきた。「父親から性的虐待を受けた記憶がフラッシュバックのようによみがえり，人格が変わったように騒いでいる」という内容であった。

高校2年生の9月までは問題なく学校に通っていた。洋服などの同じ趣味をもつ友達も数人いた。とくにきっかけもなく9月中旬から気力が出ず，気分も落ち込み，朝起きることができず，登校できなくなった。心療内科を受診したところ，抗不安薬を処方され，臨床心理士のカウンセリングを受けていた。不登校が続いていたため，友達との関係がギクシャクしてきて，とてもつらい気持になっていた。そんなとき，幼児期に父親から性的虐待を受けていたことが思い出され，それまで誰にもいわなかった虐待のことを臨床心理士に打ち明けた。臨床心理士が熱心に聞いてくれたため，何度も虐待のことを話すうちに，虐待の内容のフラッシュバックが頻回に起こるようになってしまった。フラッシュバックが起きるたびに夜間に心療内科に電話するようになったところ，「今後一切診療しない。電話もかけないこと。他院へ行くように」といわれて来院したという。Bは「今思えば，小学3年のときも同じ状態になっていたと思う」と述べた。

## II 治療経過

### ■診断

この時点における診断は，うつ病（中等症），解離性障害とした。背景には，父親からの性的虐待，母親の統合失調症の発症などの劣悪な家庭環境があり，「基本的信頼感」の希薄さという深刻な状態が存在すると考えられた。また，心療内科から処方されていた

抗不安薬も解離を生じやすくしていた可能性が考えられた。

## ■治療方針

「父親からの虐待については面接で触れないでほしい」と希望するため，原則として，支持的な対応を行い，薬物の整理と，抗うつ薬を中心とした薬物療法を行いながら，現在の問題点を同定してともに解決方法を考えながら，同年代の仲間集団への適応を模索していくこととした。可能であれば，これまでの人生を振り返り，現実を受け止め，今後の生き方を前向きに考えてほしいと思われた。

## ■治療関係構築期：頻回な夜間の電話の時期

当院へ転院以降，父親から性的虐待を受けたフラッシュバックが生じるたびに（夜間頻回に）当直医に電話がかかってくるようになった。当直医から主治医に対し「あまりに頻回な電話は限界である」と訴えがあった。外来診察で主治医が夜間の電話を減らすことを考えようと提案すると，「患者が困っているのになぜ助けを求めてはいけないのだ」という激しい怒りの爆発が始まった。毎回の診察のたびに，Bは繰り返し激しい怒りを爆発させた。夜間の頻回な電話はその後も続き，終息するのに約1年間かかった。

フラッシュバックの内容も変遷し，解離のときの状態も変化してきた。「性的虐待の場面が思い出される→殺してくれと泣き叫ぶ」「父親に首を絞められた記憶が蘇る→自分で首を絞めようとする」「自分が虐待を受けているときに，そのことを知っていた母親は何もしてくれなかった→母への激しい攻撃」「虐待を思い出すたびに母に暴力→母親に申し訳ないと泣きながら謝る」というように変遷していった。

## ■治療の展開期

### 1）外来作業療法の時期

高校は留年したため単位制の高校へ編入した。登校しようとすると身体症状が出現し，不登校が続いた。結局高校は2年後に退学となった。今後どのようにしたらよいのかと苦悩が続いた。精神保健福祉士（PSW）と面談し，さまざまな方向性を模索した。まずは大学病院の外来作業療法に週2回通うようになった。初めは楽しく通っていたが，他の患者と話が合わなくなり，結局作業療法は中断した。

### 2）作業所通所の時期

再びPSWと面談し，市内の作業所をいくつか紹介してもらい，作業所に通所するようになった。ここでも初めは楽しく通っていたが，他の患者や職員の言動をやや被害的に受けとり，通所できなくなってしまった。通所しようとすると身体症状が出現するようになった。自分は精神科の患者ではないという気持ちとそう考えてしまう自分に対する自己嫌悪に悩みながら結局中断となった。

## 3）アルバイトの時期

一念発起して，街で見かけた食堂のアルバイトを始めた。疲れて帰宅するたびに解離（人格の変容）を起こすことが再燃した。虐待のフラッシュバックは出現しなくなったが，人格の変容を起こしては母親を攻撃するようになり，母親と祖母は疲弊してしまった。翌日はそのエピソードを想起することができなかった。次第に朝起きることができなくなり，結局アルバイトは約6ヵ月間で中止となった。今後どんな社会生活ができるのか不安に陥ったが，その後も比較的短期の簡単なアルバイトは可能となった。

## ■精神療法的アプローチ

「虐待の問題は面接で触れないでほしい」と希望するため，面接は現実の生活に焦点を当てて，今何が問題となっているのか，その問題を解決するためにはどうすればよいかをさまざまに検討していった。ときに応じて勇気づけ，チャレンジを促すことも行っていった。

フラッシュバックや解離症状は次第に減弱し，少しずつ生活が安定して集団への適応が試みられたが，Bは「本当の気持ち・感情を伝えたい」「自分の真の苦しみを理解してほしい」と思っているがうまく伝えられないことで苦闘していた。

文章で自分の感情を表現することを勧めたところ，主治医に指示されると，やらなければならないとプレッシャーがかかると述べ，結局本人が考えた方法で日記を毎日1ページ書くことで，自分の真の感情を表現することが可能になっていった（詳細は後述）。

## ■診断の変遷

当初，診断はうつ病，解離性障害と考えていた。次第にうつ状態と軽躁状態の周期が明らかになってきた。そこで，診断を見直し，双極Ⅱ型障害へ診断を変更するとともに，薬物療法を再考した。すなわち，抗うつ薬を中止し，気分安定薬のリチウムを200 mgとクエチアピン50 mgから漸増し，リチウム800 mgとクエチアピン400 mgを維持量とした。これによって，気分の周期は概ね安定した。

また，コミュニケーション障害，社会性の障害（相互的対人関係の障害，仲間関係ができない），こだわり行動（強度の強迫性障害）などから，広汎性発達障害（PDD）の可能性に気づき，母親から乳児期および幼児期の発達歴を再聴取し，アスペルガー障害（DSM-Ⅳ-TR[1]）の併存が確認された。

## ■その後の経過

その後の経過は，祖父の認知症が進行したため，祖父は施設へ入所することになった。祖母は胃癌が見つかり手術を行った。しっかり者の祖母も体力低下，認知症が少しずつ進行している。母親の統合失調症が悪化し，一時期入院した。以上の出来事が重なって起こったが，Bが中心になって，祖父のケア・マネージャーとの話し合い，祖母の看病，母親の世話などを切り盛りした。それまで，1人で来院することができなかったが，初めて1人で来院するようになった。しかし，それでもBは「自分はこのままでいいのだろ

うか」と悩み続けている。

# III 治療的アプローチについて

## ■治療関係の構築について：夜間の電話の対応から

　本人と夜間の電話について面談した後，「激しい怒りの爆発」が続いた。一方で，主治医に対する強いしがみつきも認められた。しきりに主治医に見捨てられるのではないかという不安を訴えた。この激しい依存と攻撃の期間は治療者としては最もつらく厳しい時期であった。今思えば，この時のBの「激しい怒り」は，主治医に対する怒りだけでなく，父親，母親，および理不尽なこの世界全体に対する怒りだったのだろう。主治医としては，それをそのまま受け止め，どうしてよいか悩み，苦しみながらも，それに目をそむけることなく耐えることが必要だったのだと思う。もちろん，ただ受け止めるだけではなく，当直室に案内して現実を教えたり，当直医からの要望を伝えたり（11時前に電話してほしいなど），なるべくわかりやすく正直に対応することに努めた。安定した治療関係の構築には約半年を要した。

　このような激しい依存と攻撃性を示す対人関係をみると境界性パーソナリティ障害と診断する場合が多いと思われる。しかし，6ヵ月後には普通の安定した治療関係となったことから考えると，Bは境界性パーソナリティ障害という診断はつかない。パーソナリティ障害と診断するには，そのような対人関係様式が以前から長期間持続し，初診後も長期間続く必要がある。むしろ，このような対人関係を示したのは，後述するPDDの存在が大きかったのではないかと思われる。Bの怒りの原因は「患者が困っているのになぜ助けを求めてはいけないのだ」という「医師は困った患者を助けるのが当然である」という字義通りのとらえ方にあったのである。また，当直医が一睡もできなくてつらいことや当直医も毎晩深夜に電話が来るとイライラしてしまうことがなかなか想像することができず，相手の気持ちや考えを推察する能力の低さがうかがわれた。境界性パーソナリティ障害と診断されている症例の中に，Bのようなケースが含まれている可能性があると思われる。

## ■トラウマへの対応

　病歴を読むと，安易にトラウマを聞き出し，引き出しすぎた，前病院の臨床心理士への疑問が浮かぶだろう。しかし今考えると，Bはこのような方法でしか自分のトラウマを語ることができなかったのではないかと思う。誰が対応しても同じ結果になっていた可能性がある。そして，フラッシュバックと解離を繰り返しながら，結果として，自らのトラウマを自らに対して暴露（exposure）することで回復して行かざるを得なかったのだと思う。もちろん，それを支える構造とB自身の強さ・レジリエンスがあったからこそ回復が可能であったのだ。それでは，Bが今はやりのprolonged exposure法などが適応であったかというとそうとは思えない。あるいは，小学校時代に虐待の事実を聞き出せていたとしたらどうだったのか。あの時点でトラウマ体験をうまく扱うことができただろうか。トラウマ体験は，自ら語ることができるまで封じ込むべき一定の時間が必

要な場合もあるのではないか。心的外傷後ストレス障害（PTSD）はいったん発症のループに入ると，その勢いはなかなか止められない。結局，何をやっても後手にまわる感が否めないが，この事例の場合これが自然な経過だったのではないか。その後，さまざまな被虐待事例やPTSD事例を経験してみると，このような経過をとる一群が間違いなく存在するように思われる。それをあらかじめ知っておくと治療者側の先の見えない閉塞感，大きなプレッシャー，はてしない無力感が薄らぐかもしれない。

また，児童・青年期のうつ病で受診した患者の中に，Bのような激しいトラウマ体験ではないが，学校でのいじめ，教師からの強い叱責，父親の暴言などがトラウマティック・ストレスとなっている症例が少なくないという印象がある。PTSDの診断基準は満たさないが，ときにトラウマ体験が侵入症状としてよみがえってきたり，さまざまな解離症状が出現したり，何かのきっかけで不安発作を呈する場合がある。児童・青年期のうつ病の患者の中にはそのような問題を抱えている子どもがいることは十分に認識しておく必要があるだろう。

## ■どのようにして真の感情や考えを表現してもらうか

Bはときどき治療者に手紙を書いてきた。その文章はとてもしっかりしており，自分の感情や考えをうまく表現していた。治療者が短くてもよいから手紙を毎回書いてきてほしいというと，「先生から書いてくるように指示されると，きちんと書かなくてはとプレッシャーになって書けなくなる」と述べた。そこで，B自身が熟慮を重ねた結果，1日1枚と決めてその日の状態や感じたこと・考えたことを書いてくるようになった。そこに初めて彼女のどうしようもない苦しみ，つらさが表現されるようになったのである。それ以来，Bの状態は急速に安定していった。

また双極性障害の気分の波が明らかになってからは，睡眠・覚醒リズム表もつけてくるようになった（図15）。これによって，気分の変動を自らモニターすることができるようになり，気分の落ち込みと月経周期の関係や，母親とのやりとりと気分の変動との関係などに気づくきっかけになっていった。

## ■診断の変遷について

小学校時代の診断は，適応障害（不登校）からうつ病へと変遷した。夏休みになってもうつ状態が悪化するため内因性のうつ病と考えた。今思えば，このときすでにフラッシュバックなどのPTSD症状が存在していた可能性がある。Bが初診時に訴えた「ろうそくが揺れ，緑の女性が見える」というエピソードは幻視ではなく，「性的虐待を受けているときに，その状況を見ている母親の姿」のフラッシュバックであったのかもしれない。そのように考えると，Bの病理の深刻さを改めて理解することができる。

高校時代以降の診断は，当初はうつ病，解離性障害と考えていた。次第にうつ状態と軽躁状態の周期が明らかになり，双極Ⅱ型障害への診断の変更，薬物療法の変更を行った。また，コミュニケーション障害，社会性の障害（相互的対人関係の障害，仲間関係ができない），こだわり行動（強度の強迫性障害）などから，PDDの可能性に気づいた。

その結果，彼女の集団における不適応や生きにくさの1つの要因としてアスペルガー

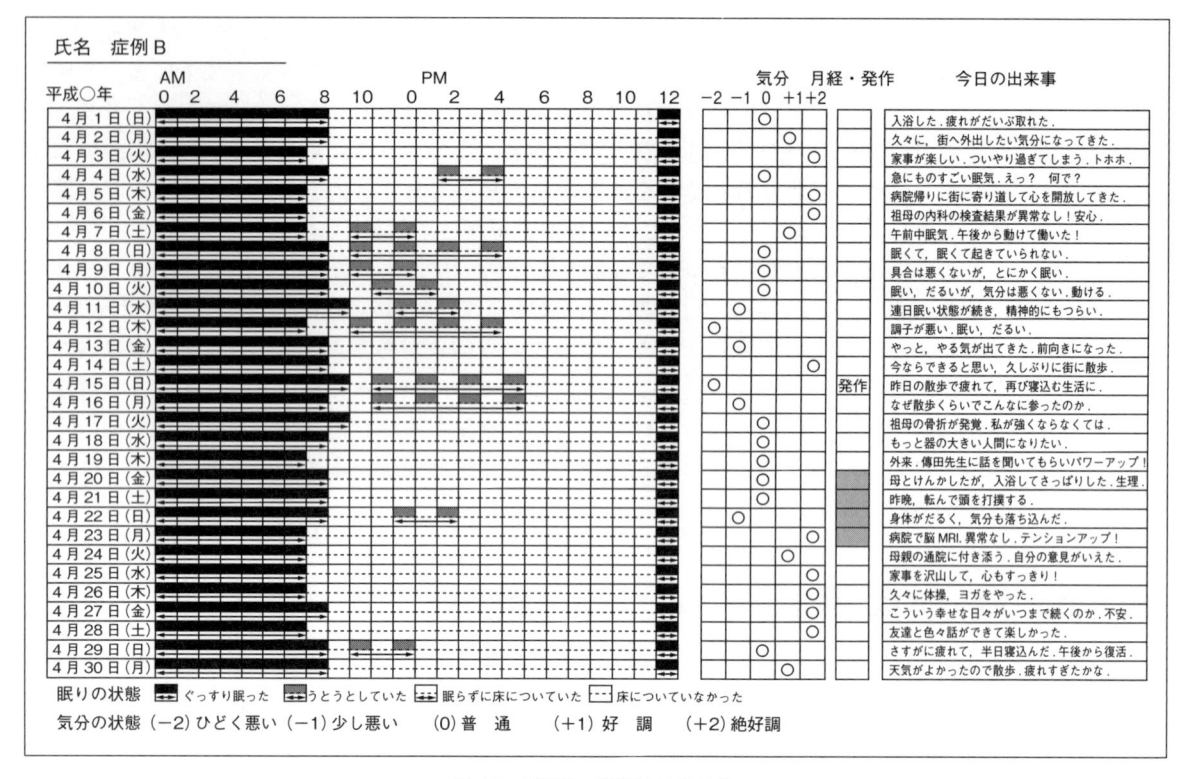

図15 睡眠・覚醒リズム表

障害の影響が理解された．主治医からアスペルガー障害についてBおよび母親にわかりやすく説明すると，Bは「集団における対人関係がうまくいかないのは，自分のせいだと思い自分を責めていた．自分の特性としていわれたところは思い当たることがいくつもあり，心が軽くなった」と述べた．

うつ病と双極性障害の診断は治療法が大きく異なるので，その鑑別はきちんと行う必要がある．PDDの診断は慎重かつ覚悟を持ってしなければならない．また，PDDの診断は総合的な見地から行う必要があること，診断をつけることによって新たな治療が開始されたり，これまでの治療方針が変更されたり，診断によってこれまでの生きづらさの意味が理解できたりする場合には診断する意味があるが，安易な診断は慎むべきであると考えられる．

## ■今後どのような生活を送るか

現在は，施設に入所している祖父の見舞い，胃癌手術後にうつ状態となり，さらに認知症が進行している祖母の介護，統合失調症の病状が悪化し生活が困難な母親の世話などを1人で切り盛りしている．以前と比較すると，見違えるほど安定し，主体的な行動ができている．しかし，それでもBは「自分はこのままでいいのだろうか」と悩み続けている．

つねに，頑張らねばと焦り，何か指示したり提案すると，完璧にしなければならないとパニックに陥り，安定していると評価すると，病気がよくなったら「もう病院に来な

くてよい」といわれるのではないかと不安が増大する．ただ見守り続けると，このままでよいのだろうかと不全感に陥るのである．それでも，主治医としてはBの聞き役に徹し，見守りながら，今後のことをともに悩み，苦しみながらも，一緒に考えていくことが必要であると考えている．今後の人生についてじっくりと考える段階になったと考えられる．

## ■本症例に対する精神療法的アプローチ

　高校生以降の本症例に対する精神療法的アプローチは，原則として支持的に接しながら，なるべく現実の具体的な問題に焦点を当てて，今何が問題となっているのか，その問題を解決するためにはどうすればよいかをさまざまに検討していった．ときに応じて勇気づけ，チャレンジを促すことも行った．

　また，Bは「本当の気持ち・感情を伝えたい」「自分の真の苦しみを理解してほしい」と思っているがうまく伝えられないことで苦闘していた．Bと何度も話し合った結果，本人が考えた方法で日記を毎日1ページ書くことで，自分の真の感情を表現することが可能になっていった（表13）．そこにこれまで話すことができなかった彼女のどうしようもない苦しみ，つらさが初めて表現されるようになり，それ以後Bの状態は急速に安定していった．さらに，睡眠・覚醒リズム表をつけるようになり，自分の感情や行動をモニターすることができるようになった．最終的に，今後どのような生活を送るか，特性を生かしながらどのような生き方をしていくかが話題となっていった．

　今，この精神療法的アプローチの経過を振り返ってみると，当時は意識して行っていたわけではないが，結果的には5ステップ・アプローチ[2]の手順を踏んでいることがわかる．治療は長期に渡っているが，

　①「見立て・診断的アプローチ」
　②「心理教育的アプローチ」
　③「真の感情を表現させるアプローチ」
　④「問題解決的アプローチ」
　⑤「生き方や特性・性格へのアプローチ」

の5つからなる5ステップ・アプローチは児童・青年期のうつ病治療の基本となると思われる．

## ■子どもの双極性障害に対する精神療法的アプローチ

　第1章part3に述べた子どもの双極性障害に対する精神療法的アプローチを基本とした．まず，子どもと親に対する十分な心理教育を行った．双極性障害について十分に説明し，対応の方法を伝えた．ハイテンションになったり，親に攻撃的になるたびに，今の状態を説明し，対応の方法をともに考えていった．次に，睡眠・覚醒リズム表と日記（気分ノート）を書くことにより，自分の状態をモニターし，家族も状態を知ることができるようになった．そして，うつ状態や軽躁状態のときの症状マネジメントである．どんな行動をするようになると軽躁・うつ症状の前兆かとわかるようになると対処がしやすくなった．また，月経周期などから状態の変化を概ね予想することができるようになっ

表13　気分ノート（ある1週間：抜粋）

| 4月14日（土）　気分（＋2点） |
|---|
| AM 9:15　朝起きたときはすごく神経質になっていたが，少しずつ元気になってきた．<br>PM 1:50　元気になってきたので，久しぶりに街に散歩に行く．こんないい気分で散歩するのはいつ以来だろう．歩いているときはなんかすごく寛大な気分．<br>PM 6:45　少し疲れが出てきたかな．細かいことが気になるようになってきた．母と一緒に食事を作る．食事は美味しい．<br>PM 8:20　散歩に行って気分もよくなって最高の1日だった．でも今，疲れが出てきた．お風呂に入って，早く寝よう．おやすみなさい． |

| 4月15日（日）　気分（－2点） |
|---|
| AM 9:45　字が思うように書けない．細かいことが気になる．強迫症状が悪化してきた．<br>PM 2:25　昨日散歩で歩きすぎたのか急に疲れが出てきた．何で身体によいことをしたのに寝込まなければならないのか．<br>PM 7:15　身体がだるい．起きていられない．<br>PM 8:00　いろいろつらいことが増えて苦しい．<br>PM 9:00　（母記入）発作：「苦しい，苦しい」とつぶやきながら布団の中でもがいている．名前を呼んでも起きない．1時間ほどすると寝息が聞こえる． |

| 4月16日（月）　気分（－1点） |
|---|
| AM 9:40　具合が悪い．つらい，苦しい．昨日の夜のことは覚えていない．<br>PM 2:00　身体はヨロヨロ．精神不安定．でも食事はしっかり食べる．こんな自分嫌だー！<br>PM 7:15　早く落ちついてほしい．すごく眠い．<br>PM 9:00　ちょっと眠ったら楽になった．<br>PM10:40　早く元気になりたい．早く早くと焦りが募る． |

| 4月17日（火）　気分（±0点） |
|---|
| AM 9:55　いい加減元気になってほしい．<br>PM 2:00　心がぐったり．精神的にもまいってきた．それでも祖母の病院に付き添い．<br>PM 7:25　祖母が骨折していた！私が気を強く持たないと！<br>PM 8:00　甘えるな，私！強くなれ，私！現実を見ろ，私！<br>PM10:00　少し元気がでてきたぞ．お休みなさい． |

| 4月19日（木）　気分（±0点） |
|---|
| AM 8:25　身体が重い，だるい．頑張れ，私！<br>PM 7:10　今日病院の栄養相談の先生に「もっと自分のことを大事にしよう」ととてもなるほどと思えるアドバイスをいただいた．<br>PM 8:10　今日スーパーへ買い物に行った．朝体調が悪かった割には行動的な1日だった．<br>PM 9:00　平凡を継続させるために，毎日が研究だ！<br>PM10:45　前進！前進！お休みなさい． |

| 4月20日（金）　気分（±0点） |
|---|
| AM 9:30　細かいことが気になるが，戦って気にしないよう，頑張る！<br>PM 1:55　強迫症状のため字が上手に書けない．私はこんなに気が小さい人だったのか．<br>PM 6:16　母がものすごくきついいい方．発言が心に刺さる．<br>PM 8:00　久々に母とけんか．原因は怒りっぽい母にあり．<br>PM 9:00　イライラするからお風呂に入ろう．<br>PM10:50　ずっと母とけんか状態でいても気分が悪いので，許すことにした．すっきり． |

ていった．次に，対処技術（coping skills）の習得・向上である．Bの睡眠・覚醒リズム表と日記（気分ノート）に記載されているように，うつ状態のときには無理をせず，できる範囲で家事をこなし，少し元気になれば可能な範囲でチャレンジしていく．また，軽躁状態のときには周囲からのアドバイスを聞いて頑張りすぎないように抑えていく，という対処技術が次第に習得・向上していった．最後に，社会との関係の構築である．Bは少ないながらも友人との関係は維持しており，毎月交流を持ち続けていた．また，祖父の施設入所の手続き，祖母の手術および退院後の介護，母親の入院時の対処などを，PSWやケア・マネージャーに支えられながら，ほぼ1人で切り盛りすることができるようになった．現実の問題に直面しながら，社会との関係を構築していったと考えられる．

## ■家族へのアプローチについて

　祖母が元気であった頃は，祖母，母親，Bの3者による合同面接を行った．まず，本人が1週間の状態を報告し，次に祖母が全体を取り仕切って話をまとめた．最後にこちらから母親に話をふると，小さな声で母親が意見をいうというパターンであった．祖母が母親役と父親役を引き受けている印象があった．

　祖母が胃癌の手術を受けてからは，母親とBの合同面接が行われた．祖母が来院しなくなってから母親はしっかりと母親の役割をはたすようになり，こちらから話をふらなくても，最近の状況と自分の意見をきちんと述べるようになった．

　その後，母親が調子を崩して入院することとなり，Bは初めて1人で来院することができるようになった．最近は，母親の調子によって，母子で来院したり，B単独で来院している．B単独で来院するときは，家族の現状や今後の具体的な問題を冷静に相談できるようになった．主治医だけでなく，PSWや栄養士などのさまざまな職種の人たちとも面談して，生活上の相談を行っている．

　このように，家族へのアプローチの構造の変化が，まさにBが家族から分離・個体化する過程を示していると思われた．面接の方法は特別な方法を行ったわけではなく，家族成員から平等に話を聞き，それぞれの考え方や感じ方を確認していくという一般的な方法を地道に行っていった．

## ■文　献

1) American Psychiatric Association：Diagnostic and Statistical Manual of Mental Disorders, 4th Edition Text Revision（DSM-IV-TR）. Washington, DC, American Psychiatric Association, 2000
2) 鍋田恭孝：うつ病がよくわかる本―うつ病の本質・うつ病からの立ち直り方・うつ病のあるべき治療―．日本評論社，東京，2012

# 第4章
# 子どものうつ病と非言語的アプローチ

Part 1　子どもに対する非言語的アプローチ

Part 2　非言語的アプローチによる治療

Part 3　非言語的アプローチにみる子どものうつ病

# Part 1　子どもに対する非言語的アプローチ

## I　非言語的アプローチとは何か

　非言語的アプローチとは,「自己の感情,考え,あるいは心理的状況を,言語だけでは十分に表現するには至らない患者を対象に,言語以外のもの(絵画,箱庭,遊戯,粘土造形など)を主な表現,コミュニケーションの手段とする精神療法であり,それによって患者の人格の成長・発展を促し,現実生活における適応の改善を目指すもの」[1～3]である。

　子どもは言語的能力の発達が十分ではないため,言葉だけの方法で自己の心理的状況を表現することが困難な場合が少なくない。そのために,児童・青年期の精神科臨床では,従来より,診断や治療において非言語的アプローチが試みられてきた。

## II　子どもにとって遊びはどのような意味をもつか

　子どもにとって遊びがどのような意味をもつのか,諸家の考え[4～6]を参考に列挙してみたい。①とにかく楽しいもの,②欲求が満たされる,③コミュニケーションの道具,④想像力や空想力が働く,⑤創造性が賦活される,⑥現実生活の訓練・学習になる,⑦教育そのもの,⑧能動性・主体性を獲得する,⑨対人関係を模索する機会,⑩内的な世界が表現される,⑪現実と非現実との中間領域,⑫心の傷を癒す,⑬不安,恐怖,孤独などに対応する方法,⑭精神的な成長を確認する方法,⑮文化そのもの,などがあげられる。このように考えると,遊びとは子どもにとって生きることそのものということができるだろう。

　また一方で,遊びが長じたものが芸術活動であるということも可能である。例えば,音楽,絵画,彫刻,美術活動,演劇,物語,創作,衣服,技芸,スポーツなどさまざまに考えられる。したがって,遊びとはすべての芸術活動の源であり,かつ非常に未分化なものであるということができる。そこに遊びを通して精神療法を行う多様性と難しさが存在する。

## III　非言語的アプローチの理論的背景

　子どもに対する非言語的アプローチ,特に遊戯療法としては,第1にフロイトの理論を子どもに適用したアンナ・フロイト[7]とクライン[8]の精神分析的遊戯療法が,第2にロジャースの流れをくむアクスライン[9]の遊戯療法が基礎となっている。精神分析的遊戯療法においては,アンナ・フロイトが,子どもは治療の動機づけが乏しいため,「治療導入期」を設け,信頼・依存関係の成立を助ける必要があること,治療に家族を参加させるなど,現実環境要因を重視すること,そして,患者の陽性感情を重視し,治療者は子ど

もの遊びに積極的に参加していくべきであることを主張した。一方クラインは，成人の自由連想に代わる方法として，遊戯療法の遊びに着目し，治療者は，相手が子どもであっても，成人と同様に中立性を保つことが重要であり，成人のように象徴解釈が可能であるとした。また，早期の内的対象関係（母子関係）の重要性を強調し，その後の対象関係学派の基礎を築いた。

次に，アクスラインは，子どもは遊びの中に自然に自己を表現するため，適切な遊戯療法の条件において，子どもは自発的に成長し，自己実現に至ると考えた。アクスラインの遊戯療法の8原則とは，

① よい治療関係（rapport）を成立させる
② あるがままの受容（acceptance）を行う
③ 許容的雰囲気（feeling of permissiveness）を作る
④ 適切な情緒的反射（emotional reflexions）を行う
⑤ 子どもに自信と責任をもたせる
⑥ 非指示的態度をとり，治療者は子どもの後に従う
⑦ 治療はゆっくり進む過程であるから，じっくり待つ
⑧ 必要な制限（limitation）を与える

というものであるが，わが国の遊戯療法の考え方としては，最も広く受け入れられている方法と思われる。

さて，以上の歴史も含めて，子どもにとって非言語的アプローチがどんな意味をもつかという問いに対して，次のような4つの立場が考えられる[6,10〜12]。

① 何かを描いたり作ったりという，1つの作品を完成することそれ自体に治療的価値をおく立場
② 自己の内面を表現することに意義を認める立場。絵を描いたり遊ぶという行為の中で，抑圧された情緒，欲求，葛藤が解放されるという浄化作用が治療的であるとする立場
③ 非言語的アプローチを媒介として生じてくる患者と治療者の治療的人間関係を重要視する立場
④ 非言語的アプローチは言語による治療への補助手段であるとする立場

実際の治療においては，多かれ少なかれいずれの要素も関連していると考えられる。患者が今何を必要としているか，全体の治療の流れからどのように意味づけられているかなどによって異なってくるのであろう。

## IV 非言語的アプローチの実際

診察室内に，①絵画療法用具（画用紙，鉛筆，サインペン，色鉛筆，クレヨン，絵の具など），②箱庭療法セットおよびさまざまな玩具（人形，動物，樹木，花，動物，建築物，橋，柵，怪獣など），③コラージュ療法用具（さまざまな雑誌やパンフレット，新聞紙，糊，ハサミなど），④粘土，⑤手芸セット，⑥絵本，物語，⑦1対1で遊べる遊具（サッカーゲーム，野球ゲーム，オセロなど）を予め用意しておく[2]。

実際は，非言語的アプローチの遊具や道具として，必ず備えておかなければならないというものはない。あまりにも遊具や道具が多彩で華やかすぎると，逆に戸惑ったり，

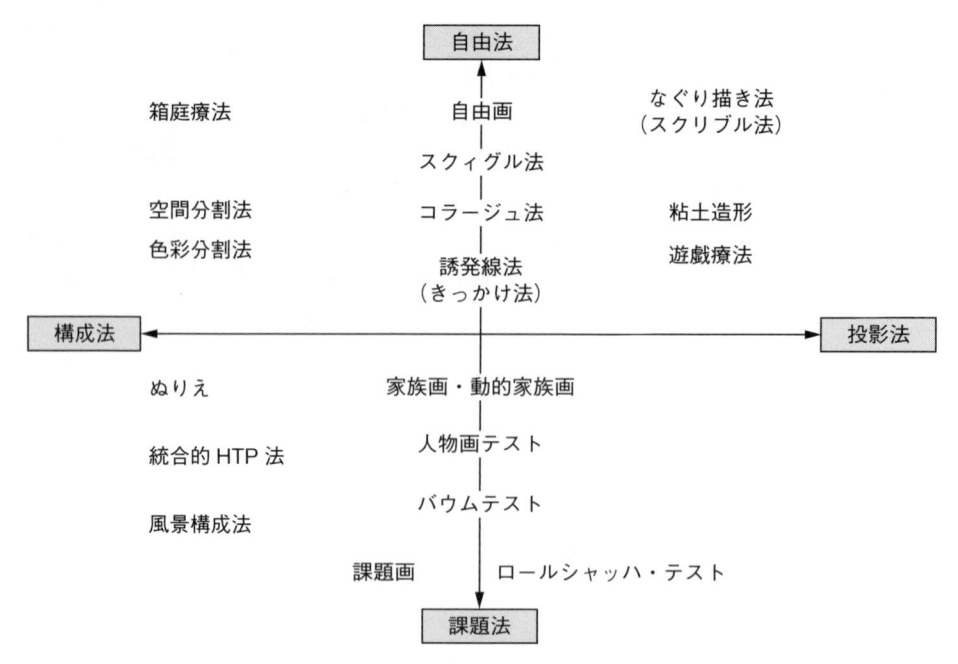

```
                        自由法
                         ↑
   箱庭療法      自由画           なぐり描き法
                                （スクリブル法）
              スクィグル法
   空間分割法    コラージュ法      粘土造形
   色彩分割法                    遊戯療法
              誘発線法
              （きっかけ法）
構成法 ←─────────────────────→ 投影法
     ぬりえ      家族画・動的家族画

     統合的HTP法   人物画テスト

     風景構成法   バウムテスト

              課題画   ロールシャッハ・テスト
                         ↓
                        課題法
```

図16　非言語的アプローチの技法の分類

落ち着かなくなったりする子どももいる。全体の治療の中で、非言語的アプローチが決して浮き上がらず、なるべく自然にやりとりできるような配慮が必要であると思われる。

図16に、現在広く行われている非言語的アプローチの諸技法を、「投影法―構成法」「自由法―課題法」という2つの軸を基準に分類、整理したものを示した[12]。

# V　非言語的アプローチを介して何が表現されるのか[1,3,11,12]

## ■患者の特性

患者の描いた絵や作った作品から、生来の性格傾向、その年代の特徴、および知的能力などを読み取れることがある。例えば、屋根の瓦の一つひとつまで時間をかけて描き込んだ家屋画に強迫性、粘着性、完璧性をみることができるかもしれない。

## ■象徴化

非言語的媒体にはさまざまな象徴化が行われると考えられる。患者の作品を前にしたとき、治療者はまず直観的な全体印象を大切にしながら、次第に細部に目を移していく。そして頭の片隅に理論的解釈や常識心理学をおきつつも、治療者自身に生起する感情を確認し、わからない部分はそのまま保留し、これまでの治療の流れを振り返りながら、患者の症状、行動、外界との交流、面接内容などを重ね合わせていく。そのような操作を繰り返していくと、いくつかの解釈が頭に浮かび、意味内容が重層的、立体的につかめてくるのである。

## ■精神病理

患者の作品に疾患特有の精神病理が表現されることがある。統合失調症の表現病理に関しては，
　①統合失調症の急性期から回復期にかけての描画の形態の崩壊とその再構築の過程
　②慢性化の傾向と特徴
　③妄想型と破瓜型が投影法および構成法それぞれにもつ親和性
　④統合失調症の寛解過程の諸病相に対する非言語的技法の適応決定
　⑤回復期の特徴
などの研究がある。

また，うつ病では，形式分析として，対称性の強調，空間軸の過整合性，後姿の人物像などがあげられ，内容分析では，抑うつ心性の投影として，枯木，冬景色，墓，人物不在の風景，黒い鳥，雲，壁，門，高い山，遠方へ続く道などがあげられる。

## ■治療者―患者関係

患者は非言語的アプローチにおいて，治療者―患者間の信頼関係に支えられて表現を行う。その表現によって治療者は患者の内面に触れ，患者の新たな側面に気づき，患者に対する理解を深めていく。一方，患者も自分が表現したものから新しい発見がなされるだけでなく，治療者の深い理解に支えられて，より深層への探求を試みると考えられる。したがって，作品は患者と治療者の共同作業とみなすことも可能であり，そこには治療者―患者関係の深化の程度，治療的距離，治療関係の様相がさまざまに表現されると考えられる。すなわち，非言語的表現には，治療者―患者間の関係性の病理さえもあらわれてしまうといえよう。

## Ⅵ　非言語的アプローチにおける自由と制限について

非言語的アプローチや遊戯療法というと，子どもと治療者が自由に楽しく遊びながら治療が展開していくという印象を与えることが少なくない。しかし実際の臨床では，子どもはどうしてよいかわからない状態で，不安に打ち震えながら，猜疑心で身を固くして，あるいは存在そのものを懸けて来院しているのである。そのような子どもたちが真に自由に自己表現するためには，何でも自由でいいというわけではない。本当に護られた時空間と本当の自由の保障は「治療構造」が設定され，ある種の必要な「制限」が与えられて初めて可能になる[4,6]。

まず，治療構造上のルールとしての制限がある。「治療者への身体的攻撃」「備品への物理的攻撃」「社会的に許容できない行為」「安全と健康に関するもの」などについて制限を設ける。しかし，制限の重要性を十分に理解した上で，患者の病態や性格，治療者の資質，おかれた環境などによって，臨機応変に制限をこえることもあるだろう。

次に，真に自由な表現を促すために制限をする場合がある。箱庭療法や描画の枠づけ法などは，枠という制限があるからこそ護られている感じがして，より内面が表出しやすくなることは周知である。非言語的媒体あるいは遊びという媒体はとても自由で多様

性があると同時に，非常に未分化なものなのである．1回のセッションの中で子どもはさまざまな種類の多大な情報を表現する．それをそのまま理解することはきわめて難しいことである．自由を尊重するあまり子どもに任せすぎると，子どもも混乱してしまうことがある．治療者は子どもが自己を表現しやすい媒体を見つけて，子どもの表現をそこに集中させることが必要な場合もある．山中[13]のいう「心の窓」を見つける作業である．治療者は子どもの心の中に潜んでいるさまざまな感情や葛藤に気づき，それらを適切な遊びや媒体を通して外界に具体的にわかりやすく映し出してあげるという役割があるのである[6]．

## VII 非言語的アプローチの治療的意義

非言語的アプローチの精神療法的意義について以下に列挙してみたい[1,2,4,6,10]．

### 1）緊張感から解放される

対人緊張が強く，言語のみでは自己表現が困難な症例にとって，非言語的アプローチは安心して自己を表現できる場となる．自分自身を非言語的媒体を通して間接的に表現することにより，対人的な不安を回避し，ゆとりをもつことが可能となる．

### 2）主体性を獲得する

患者は非言語的アプローチ導入時に，断わる自由をもち，技法の選択，あるいは変更や中断に関しても志向性が尊重される．このことは治療への動機づけが不十分な児童・青年期の患者の主体性の獲得に重要な意味をもつものと考えられる．

### 3）治療関係が深化する

非言語的アプローチは患者と治療者の共同作業とみなすことができる．その一体感が患者に安心感を与え，飾りのない生身の自分をさらけだす契機となる．治療関係が急激に深化することも少なくない．しかしそれゆえ，非言語的アプローチはしばしば患者の退行を促すので，安易で無制限な許容が行われることがないよう十分な注意が必要である．

### 4）悪性の退行を防ぐ

一方，治療者─患者間にある媒体を導入することにより，治療者に直接向けられるはずの攻撃性や依存の感情がその媒体の中に表わされ，緩衝作用をもつ場合もある．激しい攻撃性などが遊びの中で発散されることもあるだろう．

### 5）穏やかな「気づき」を可能にする

言語的な交流の中では直接指摘しにくいことが，非言語的交流の中ではそれほど相手を傷つけないで指摘できる場合がある．現実に直面化させにくいことが，非言語的交流の中では可能になることもある．非言語的アプローチの中では患者がさまざまな感情や葛藤を穏やかな形で気づくことができるのである．

## 6) 症状性からメッセージ性へ転換する

　　　治療者が患者の表現したことがらを的確に捉え，さまざまな感情や葛藤を理解したことを適切な形で返していくことは，患者にとっては存在そのものをそのまま認められたという新鮮な体験となる。それは患者がそのような感情や葛藤に自ら気づくことにもつながる。患者は理解されたという感覚と自らの感情や葛藤に気づくことによって，不安が著しく薄らぎ，症状も軽快することがしばしば生じる。

## 7) 治療関係の質を知りうる

　　　非言語的アプローチの中には治療者―患者関係の深化の程度，治療的距離，治療関係の様相などがさまざまに表現されると考えられる。いい換えれば，「関与しながらの観察」がなされやすいといえよう。治療者の自己洞察のためにも大いに役立ちうるといえよう。

## 8) 潜在する治癒可能性に気づく

　　　態度，行動の一般的観察や言語的表現だけでは感知しえない患者の意外な側面―多くはネガティブな言動とは正反対の健康的な側面―を見いだしうる。そのときの新鮮な驚きは治療的展開をもたらすことが少なくない。

## ■ 文　献

1) 傳田健三：非言語的アプローチ．青木省三・清水將之編：青年期の精神医学．pp. 247-260, 金剛出版, 東京, 1995
2) 傳田健三：子どもの遊びと心の治療―精神療法における非言語的アプローチ―．金剛出版, 東京, 1998
3) 傳田健三：子どものうつ病―見逃されてきた重大な疾患―．金剛出版, 東京, 2002
4) 村瀬嘉代子：子どもの精神療法における治療的な展開―目標と終結．白橋宏一郎, 小倉　清 編：児童精神科臨床2　治療関係の成立と展開．星和書店, 東京, pp 19-52, 1981
5) 村瀬嘉代子：プレーセラピストに求められるもの―現実と非現実の中間領域を生きるために．精神療法 17：119-125, 1991
6) 小倉　清：子どもの精神療法．花田雅憲, 山崎晃資 編：臨床精神医学講座11　児童青年期精神障害．中山書店, 東京, pp 437-445, 1998
7) Freud A：The Psycho-analytical Treatment of Children. International University Press, New York, 1959（北見芳雄, 佐藤紀子 訳：児童分析．誠信書房, 東京, 1961）
8) Klein M：The Psycho-analysis of Children. Hogarth Press, London, 1932（小此木啓吾, 岩崎徹也 編訳：メラニー・クライン著作集2　児童の精神分析．誠信書房, 東京, 1983）
9) Axline, VM：Play Therapy. Houghton Mifflin, Boston, 1947（小林治夫 訳：遊戯療法．岩崎学術出版社, 東京, 1974
10) 傳田健三：非言語的アプローチの精神療法的意義に関する一考察―スクィグルを用いた症例の治療経過を通して―．児童青年精神医学とその近接領域 35：487-500, 1994
11) 村瀬嘉代子：遊戯療法の理論と実際．村瀬嘉代子：子どもの心と出合うとき．金剛出版, 東京, pp 61-90, 1996
12) 傳田健三：絵画療法．山崎晃資, 牛島定信, 栗田　広, 他 編著：現代児童青年精神医学（改訂第2版）．永井書店, 大阪, pp. 582-589, 2012

13) 山中康裕：治療技法よりみた児童の精神療法について．白橋宏一郎，小倉　清　編：児童精神科臨床2　治療関係の成立と展開．星和書店，東京，pp 57-92, 1981

## Talk Talk 「新型うつ病」とは何か

「新型うつ病」という専門用語はないが，世間で「新型うつ病」とされるのは，一般に次のような特徴をもつ病態をいう．

1. 若年者に多く，全体的に軽症で，訴える症状は軽症のうつ病と判断が難しい．
2. 仕事では抑うつ的になる，あるいは仕事を回避する傾向がある．ところが余暇は楽しく過ごせる．
3. 仕事や学業の困難をきっかけに発症する．
4. 病前性格として，"成熟度が低く，規範や秩序あるいは他者への配慮に乏しい" などが指摘される．

このような特徴を聞くと，それは性格の問題だと感じる方もいるかもしれない．努力と根性が足りないだけだとご立腹される方もいるだろう．従来の典型的なうつ病であるメランコリー親和型とは正反対の性格だからである．

しかし，「新型うつ病」を単純に性格の問題と決めつけることはできない．うつ病は性格と環境の相互作用で発症するのである．すなわち，時代とともにうつ病の病像は変わるものであり，格差社会，リストラや非正規雇用，人と人とのネットワークの減弱化などの現代社会の諸相が，うつ病の病像に反映しているともいうことが可能である．

「新型うつ病」の意味することは，単に若者が弱くてわがままになったのではなく，大人世代の象徴である自己を犠牲にした生き方に疑問を感じ，自己防衛として，自分自身を大切にして，今を充実させる生き方へスタイルを変えてきたといえるかもしれない．

私はいわゆる「新型うつ病」という病態は，ディスチミア型うつ病，非定型うつ病（過食・過眠型うつ病），発達障害型うつ病の3つのタイプに分けることができると考えている．性格の問題や養育の問題に見えやすいけれど，うつ病の軽症例や亜型と考えるべき症例が少なくなく，軽度の発達障害を背景に抱えている場合も存在するということである．

いずれにしろ，若者のうつ病を「新型うつ病」と十把一絡げにせず，一人ひとりの抱える問題についてきめ細かく分析し，適切に対応する必要がある（傳田健三：若者の「うつ」—「新型うつ病」とは何か—．筑摩書房，2009を参照）．

# Part 2 非言語的アプローチによる治療

## I スクィグルを用いた11歳男児の治療過程

　周知の通り，児童・青年期の症例は言語的能力の発達が十分ではなく，自己の心理的状況を言語的に表現することが困難なことが多いため，従来より非言語的アプローチが広く日常的に行われてきた。

　本章 Part1 で述べたように，児童・青年期の症例を対象として非言語的アプローチが行われる場合，その治療的意義に関して，次のように考えられる[1]。
　①何かを創造したり遊ぶことそれ自体が治療である[2～4]
　②創造したり遊ぶという行為の中で，抑圧された情緒，欲求，葛藤などが解放されるという浄化作用が治療的である[5]
　③非言語的アプローチは便宜上の手段であり，表現を媒介として生じてくる子どもと治療者の治療的人間関係が重要である[6,7]
　④非言語的アプローチは言語による治療への補助手段である[8]

　山中[9]は，非言語的アプローチの中でも治療の場において患者と治療者が相互にイメージを表現しあう「相互法」について，「これは成人の言語による対面法の場合，ちょうど治療者が何か問い，患者がそれに応え，またそれに対して応える，というような，そんな対応にパラレルな方法ではないか」と述べ，とくに「Winnicott のスクィグルがまさに非言語的な対応の妙味をいかんなく発揮するものといえる」と指摘している。このように考えると，成人の精神療法と最もよく対応するスクィグル[10]による治療過程を詳細に検討することが，児童期における非言語的アプローチの治療的意義を明らかにできると思われる。

　本 Part では，不登校・家庭内暴力を呈した11歳男子のスクィグルを用いた治療過程を示し，児童・青年期における非言語的アプローチの精神療法的意義について考えてみたい。本症例の治療過程におけるスクィグルの精神療法的意義は，
　①治療関係の深化・良性の退行
　②症状性からメッセージ性への転換
　③治療者―患者双方の描画の連動
　④現実生活の試行・訓練
　⑤客観性の発達促進機制
の5点にまとめることが可能であった。

　その中でとくに，非言語的アプローチの客観性の発達促進機制について，治療終盤に描かれた「ある場面を観ている自分」という主題の描画を「客観性」「自己覚知」の表現として捉えて次のように考察した。すなわち，非言語的アプローチには治療者が自らの状態や治療関係の質を知ることを容易にするという特質がある。そして，治療者が自己

覚知を高め，治療関係を客観的に捉えようと努力し，さらには患者に対する理解を提示していくことが，ひいては患者がこのような治療者の姿勢を取り入れ，自らの問題点に気づき，自己および世界を客観的に捉え直すことを可能にする。このような機制によって患者は洞察の萌芽を確かに受けとめることができるようになっていくと考えられた。
症例の報告に関して本人および家族の同意を取得し，匿名性に十分な配慮を行った。

## ■症例

**症例C**：男子，初診時11歳，小学5年生
**主症状**：不登校，家庭内暴力
**家族歴**：両親，父方祖父との4人暮らし。一人っ子。父親は52歳，大手銀行に勤務。性格は温和で配慮の行き届いた人である。3年前より地方都市の支店長として単身赴任をしている。母親は48歳，知的で感情表現も豊富である。同じ銀行に勤務していたが結婚のため退職し，現在は専業主婦である。祖父は75歳，性格は温和，同調的。同じく銀行員として役職を努めたが現在は引退している。
**生育歴**：Cの性格は内向的，几帳面。幼少時からおとなしく手がかからなかった。反抗期はなかったが，友達も多く，親としてとくに問題を感じたことはなかったという。強いてあげれば，人に気をつかいすぎること，周囲の思惑を敏感に察知して申し分なく行動してしまうことであった。成績はつねにトップでスポーツも万能であった。
**現病歴**：小学5年生のとき，クラス替えがありCは学級委員長と児童会副会長に選ばれた。すると，2～3人の級友から「何でもできて妬ましい」との理由から「いじめ」を受けた。例えば，授業中Cが発言しようとするのを邪魔したり，少年野球チームで（Cはエースで4番だった）味方なのに守備やバッティングを妨害したりしたという。

7月上旬から家で口数が減り，学校へ行き渋るようになったことから，母親が変調に気づいた。そこでCが初めて「いじめ」を母親に打ち明けたため，母親が担任教師に相談した。担任教師がクラスの皆の前でそのことを話したところ，「いじめ」はさらに陰湿にエスカレートしてしまった。

2学期から完全に不登校となった。学校を休んで家にいても，何もせずにボーッとしており，好きな漫画雑誌やテレビ番組にも興味を示さなくなった。食欲も低下し，学校のことをくよくよ考えて夜もなかなか寝付けなくなった。また，些細な母親のことばに腹を立て，母親に対して暴言を吐いたり，叩いたり蹴ったりと暴力を振るうようになった。反面，母親にべったりと甘えたり，夜も母親と一緒に寝ることを要求するようになった。担任教師も何度か家庭訪問をしたが，Cは友達に気をつかって一切真実を打ち明けようとしなかった。9月中旬，C自ら「誰かに相談したい」と希望したため，母親にともなわれ精神科を受診した。
**小括**：本症例は症状出現前までは精神発達においてもパーソナリティの発達においても問題は認められず，診断的にはいわゆる環境反応あるいは神経症圏の範疇に含まれると考えられる。

## II　治療経過

　約1年6ヵ月の治療経過は，便宜的に以下の3期に分けることが可能である。とくに非言語的アプローチの中で最も長期間にわたって行われたスクィグルを中心に述べてみたい。

### ■第1期：治療関係形成期

　初診時，Cは緊張した面持ちでうつむいたまま，こちらの質問には小声で必要最小限の返答に終始した。しかし，そのような態度の中にも今の状態をなんとかしたいという意思は十分に感じられたため，次のような治療方法を提案した。

　①ことばだけで自らをうまく表現することが困難なこともあろうから，非言語的アプローチを中心とした1対1面接を週1回50分間の中で行うこと
　②同一治療者による並行母親面接を適宜行い，必要があれば父親面接や担任教師との面接を組み入れるが，その際は本人に確認をとること
　③日常生活を充実させるために，今できることから手がけていくこと[11]

　非言語的アプローチの方法[12,13]は，あらかじめ面接室内に用意してある箱庭療法セット，絵画療法用具，粘土，1対1で遊べる遊具などの中から，C自身に自由に方法を選択させた。また，Cの希望に応じて，可能な範囲でレクリエーション室で卓球やCが自宅から持参した遊具が組み合わされた。技法の継続や変更に関してもCの志向性を尊重したが，Cが1つの方法を中止し，次に何をするか決めかねているときは，治療者がいくつかの方法を提案し，その中からC自身に選択させるようにした。

　最初に，Cは箱庭療法を選択した（第2回目面接）。内容は豊富でバランスのとれた箱庭であったが，1回のみで終了した。次の面接からは，C自ら「絵を描きたい」と希望したため，きっかけ法[14]（第3，9〜11回目），スクリブル[15]（第5回目）を行った。しかし，いずれの方法も長続きはせず，その内容は「へび」「亀」「漫画のキャラクター」「刃物」など，1枚の画用紙に1つのものが他の付属物をともなわずに描かれた。1回の面接で1枚の描画がほとんどであった。

　第1期では，Cは箱庭や描画などの芸術療法よりも卓球やサッカーゲームなどの遊戯療法を好んだ。言語的アプローチでは一貫してことばは少なく，うつむきがちの面接に終始したが，卓球では球を思い切り強打したり，サッカーゲームでは嬌声を上げて乱暴に操作したりと攻撃性の表出がみられた。しかし，家庭内では母親に対する暴力行為はむしろエスカレートし，心配して電話をかけてくる父親に対しても反抗的な言動がみられるようになった。一方で，自ら希望して家庭教師をつけてもらったり，自宅に仲のよい友達を招いて遊んだりと本人なりに前向きな行動も認められた。

### ■第2期：前期スクィグル

　第15回（1月14日）にCは治療者の提案したスクィグルにたいへん興味を示した。Cの発案でWinnicottの原法を多少変更し，お互い同時にそれぞれの画用紙になぐり描きの線（むしろ誘発線—きっかけ—に近い簡単な描線）を引き，同時に画用紙を交換して相手の引いた描線から連想されるものを完成するという方法とした。初回から双方4枚

ずつ描画し，Cは約束の面接終了間際まで熱中した。図aはCの描いた「平均台から落ちる子ども」である。これまで他の技法においてCが描いた動きも付属物もない簡単な絵とは違い，自らの現在の状況と心情—疎外感，孤独感，劣等感など—が的確に表現されていると思われた。それに対して治療者は図bの「石につまずく怪獣」を描いた。描画は即興で行われるので，治療者のそのときの感情や考えを明確に記述することは難しいが，このとき治療者は「相手の内容とあまりかけ離れず，相手の傷ついた感情を支えることができ，相手の描線に沿いながら，かつできればユーモアのある絵を描こう」と考えていた。

この面接できわめて印象的であったことは，それ以前Cは自分のことを「僕」といっていたのが，面接の終盤になって「Cちゃん」と呼ぶようになったことである。同時に発語が増え，緊張感や恥じらいも明らかに減少したことが見てとれた。以後毎回スクィグルが行われ（前期は合計14回），1回の面接で双方4〜6枚ずつの絵が描かれた。以下にCと治療者双方の絵を提示し，そのときの状況や治療者の印象について述べる。

第17回目（1月29日）の図cはCの描いた「足にけがをした鳥」である。鳥の親子と考えれば，母親も傷ついているという表現と考えられた。これに対して治療者はCの心情をいたわり，支えられないかと考えながら図dの「白鳥」を描いた。スクィグルを始めて3回目であるが，この頃からCの家庭内暴力は急速に沈静化していった。

第20回目（2月26日）でCは図eの「運動会で転んでけがをしたところ」と図fの「王様」を描いた。図eは新学期が近づいてきたため，劣等感や勉強の遅れに対する不安が増強したこととの関連が示唆された。図fは「世界で一番偉い人のランキング」と説明し，

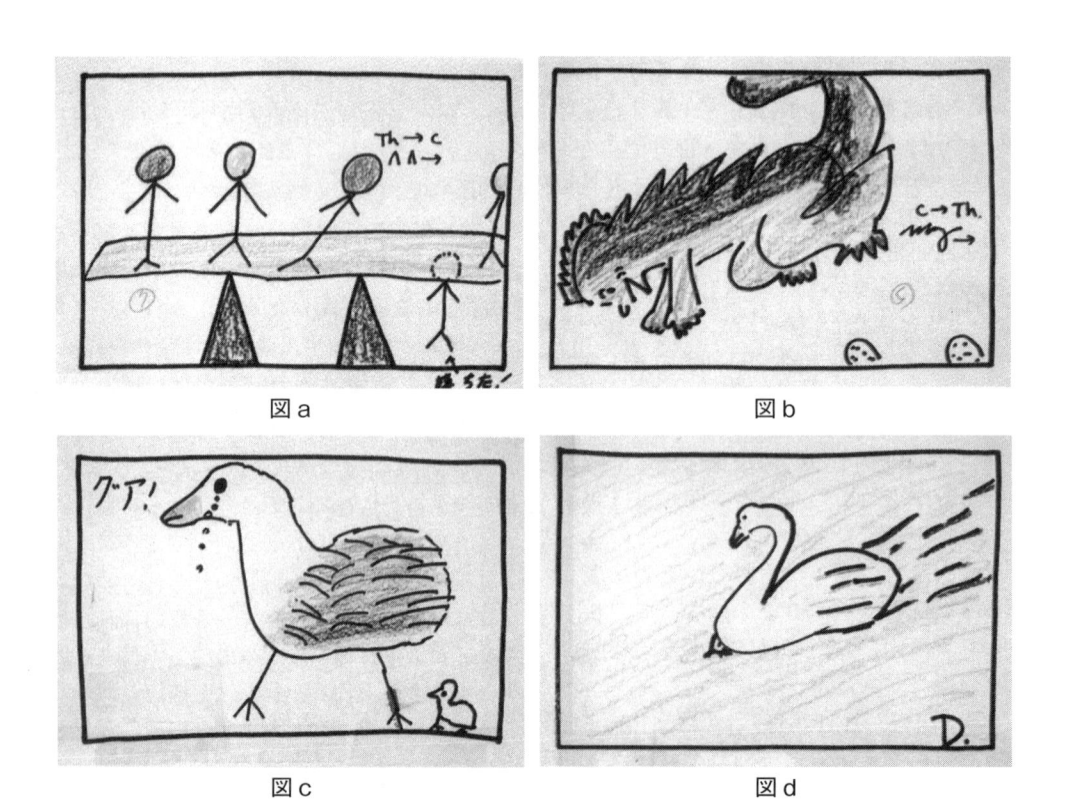

図a

図b

図c

図d

第4章 子どものうつ病と非言語的アプローチ

そのトップに自分の名前を書いた。不安と自信，劣等感と優越感などが混在していることがうかがわれた。それに対して治療者は，「Cの不安と自信，劣等感と優越感，自我萎縮感と自我肥大感などの二面性を対立することなく統合できないか」「その二面性にゆれるCのつらさを支えなければ」「人間の両面性とは」「説教的，解釈的，侵襲的にならず」などといった考えが錯綜しながら，即興的に図gの「鏡に映った姿」を描いた。この面接の最後にCは「新学期が近づいてきて，学校のことを考えるとどきどきしてしまう」など，自らの感情を率直に表現することができるようになり，「行きたい気持もあるけどまだ自信がない」と心境を言語化することが可能となった。

第21回目（3月5日）では，治療者はCの登校しなければならないという強迫的な側面を刺激しないように注意しながらも，一方で彼が希求しているであろう協調性や勤勉性を若干念頭において図hの「ボートを漕ぐ仲間」を描いた。それに対し翌週の第22回

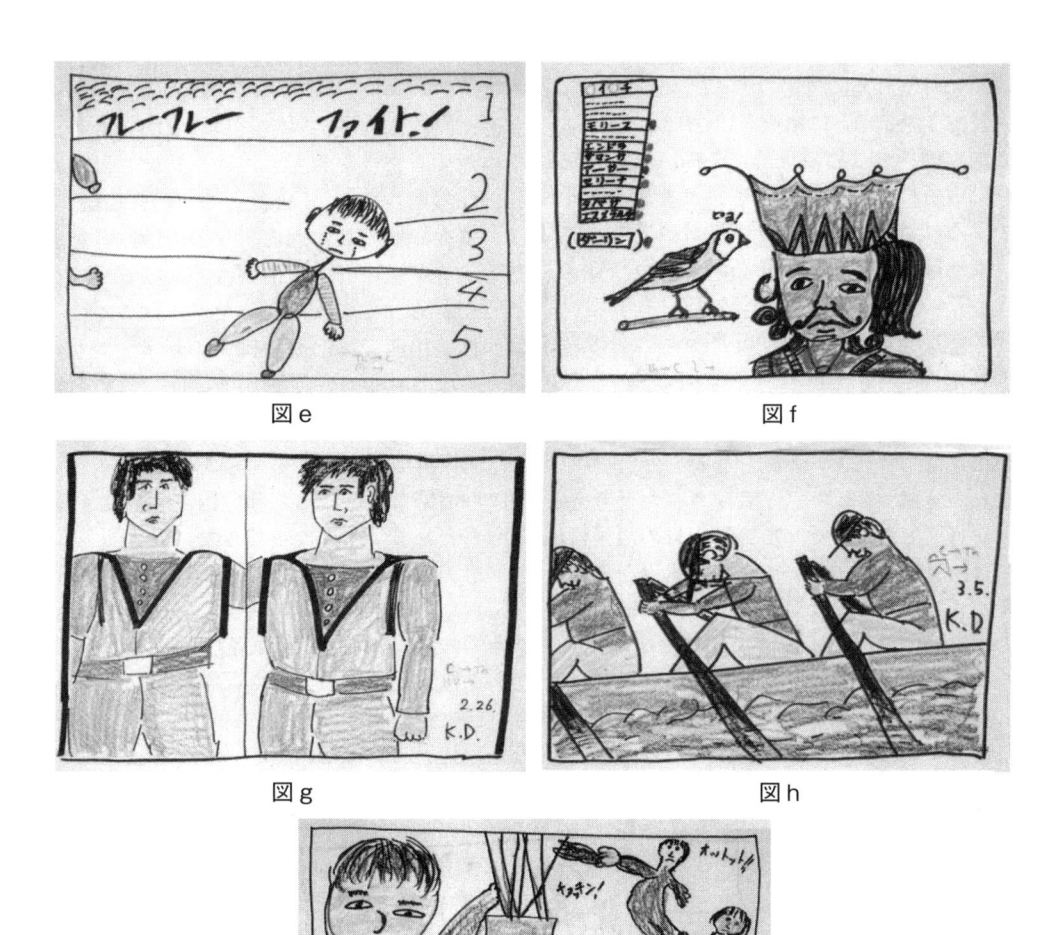

図e

図f

図g

図h

図i

目（3月12日），Cは図iを描いて，「こびとの妖精が花を整えているところを自分が支えている」と説明した。共通のテーマが表現されたと考えられた。この頃のCは家庭内暴力はまったく影をひそめ，多くの友達とも抵抗なく遊べるようになっており，母親からも家庭内においてはほぼ本来の状態に戻ったとの報告があった。

第24回目（3月26日）にCは図jの「宇宙への旅立ち」を，治療者は図kの「コブラとマングースの対決」を描いた。続いてCは第26回目（4月9日）に図lの「決闘」を描き，第28回目（4月23日）に治療者は図mの「スタート」と図nの「つばめの親子」を描いた。図jと図mはともに「出立」のテーマと考えられる。この頃は言語的アプローチにおいても，「学校」「友達関係」などの話題が話し合われるようになっていた。また，図kと図lはともに「対決」のテーマと捉えることができる。Cが現実に直面化することが可能となったことのあらわれと考えられた。このようにこの頃お互いの描画が相互に

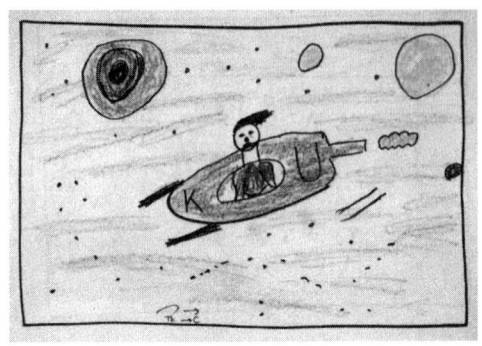

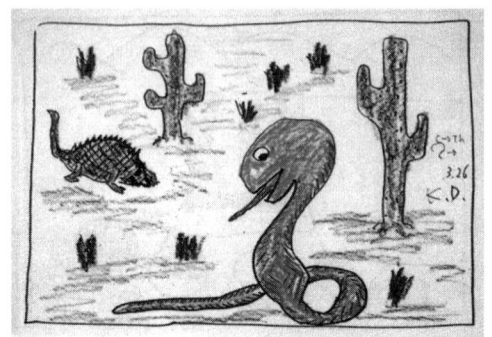

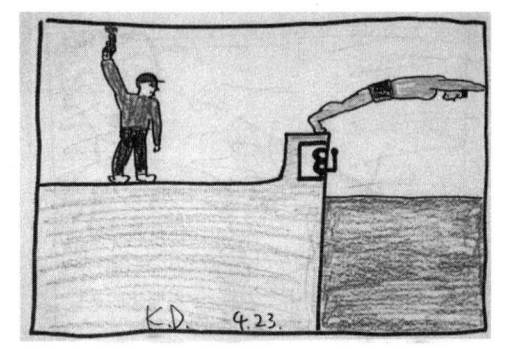

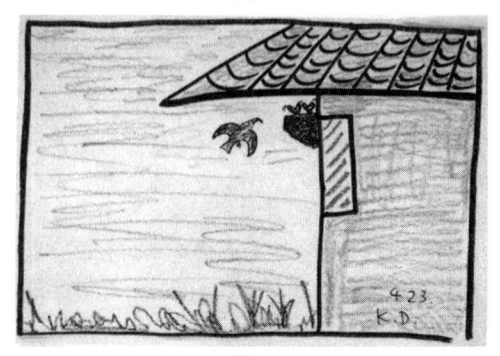

図j

図k

図l

図m

図n

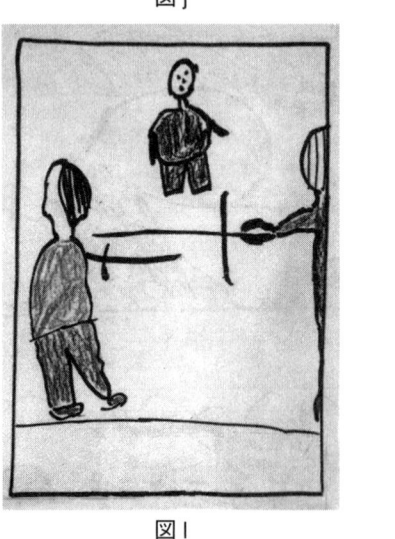

第4章　子どものうつ病と非言語的アプローチ　131

影響し合い連動しながら,「出立」「対決」のテーマが繰り返し表現されたと考えることが可能である。そして第28回目（4月23日）の最後に治療者は,「出立,対決というような重要な課題をどのように支えることができるか」と考えながら図nを描いた。

Cは第28回目のセッションの翌日から登校が可能となった。自ら「頑張りすぎないように」と,当初は1日3時間に制限して徐々に適応していった。新学期から替わった新しい担任の援助も大きな支えになったようである。その後,本人の希望で状況報告のための通院は続けたがスクィグルは行わなくなった。

## ■第3期：後期スクィグル

小学6年生の1学期は,ときどき過剰適応となると自ら登校時間を減らしたりしながら概ね順調に経過した。2学期に入ると,Cが自分から「また絵を描きたい」と申し出てきた。母親からは,「いじめ」はないが友達関係に気をつかいすぎ,疲れ気味との報告があった。治療者はCがスクィグルを含めた治療に「安息の場」「精神的エネルギーの充足」[1]を求めていると考え,再びスクィグルを中心とする面接を開始した（8月24日）。

後期スクィグルは合計12回行われ,前期スクィグルと同様に毎回双方4～6枚の描画が描かれた。第3期の当初,Cは孤独感,孤立感の表現と考えられる内容を繰り返し描いたが,次第にスポーツや遊びなどの活発な内容に変化していった。

第35回目（12月9日）,Cは第3期中盤になると,「木こりの休息」（図o）のようなユーモアあふれる内容や,「猫と少年」（図p）のようないたずらをテーマとした絵をしばしば描くようになった。また,「自殺」「悪魔」「強盗」「火山の爆発で観光客が死亡」などの治療者を驚かせる内容を描いては,治療者の反応を見て喜ぶことがみられるようになった。Cはこの頃には,面接場面では治療者に何でも率直にものがいえるようになり,遊戯療法場面では自ら持参した采配を競う野球戦略ゲームを好んで行った。面接場面においても余裕が感じられ,言語的にも治療者を茶化したり,困らせたりすることもみられるようになってきた。

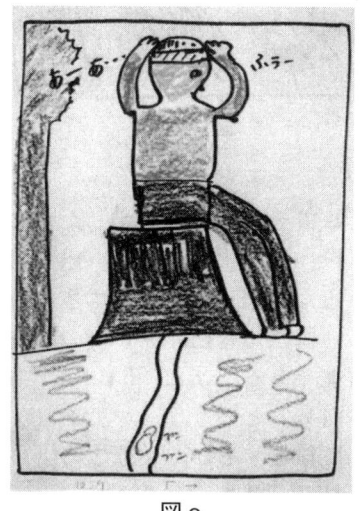

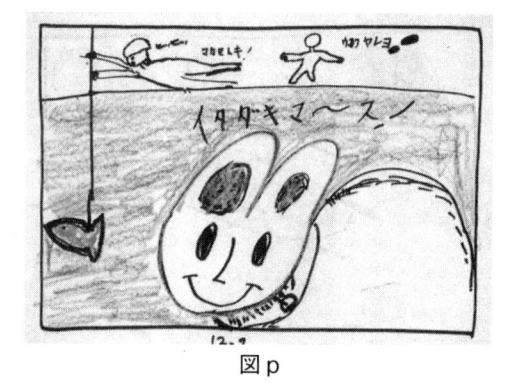

図o

図p

第 36 回目（12 月 23 日）に治療者は「鳥瞰図」（図 q）を描き，第 37 回目（1 月 27 日）に C は「怪獣の出現」（図 r），「紙芝居を観る自分」（図 s）を描いた。この頃 C は学校場面においても自己主張が強くなり，ときに友達とけんかをしたり，徒党を組んでいたずらをするようにもなった。また「友達と別れるのはつらいが，過去のことは忘れて一からやり直す」ために校区外の進学中学へ進む決心をした。以上のことを考え合わせると，図 r は自己のエネルギーの高まり，あるいは強い自己イメージの出現と考えることも可能である。また，図 s は「ある場面を観ている自分」というテーマであり，詳細は後述するが，治療者の「鳥瞰図」（図 q）に対応，連動した「客観性」「自己覚知」の表現と考えられた。

第 40 回目（3 月 23 日，最終回）で，C は「傷ついたへびをいたわる人」（図 t），「刃物を操る人」（図 u）を描いた。「へび」「刃物」は最初の描画（きっかけ法）のテーマであ

図 q

図 r

図 s

図 t

図 u

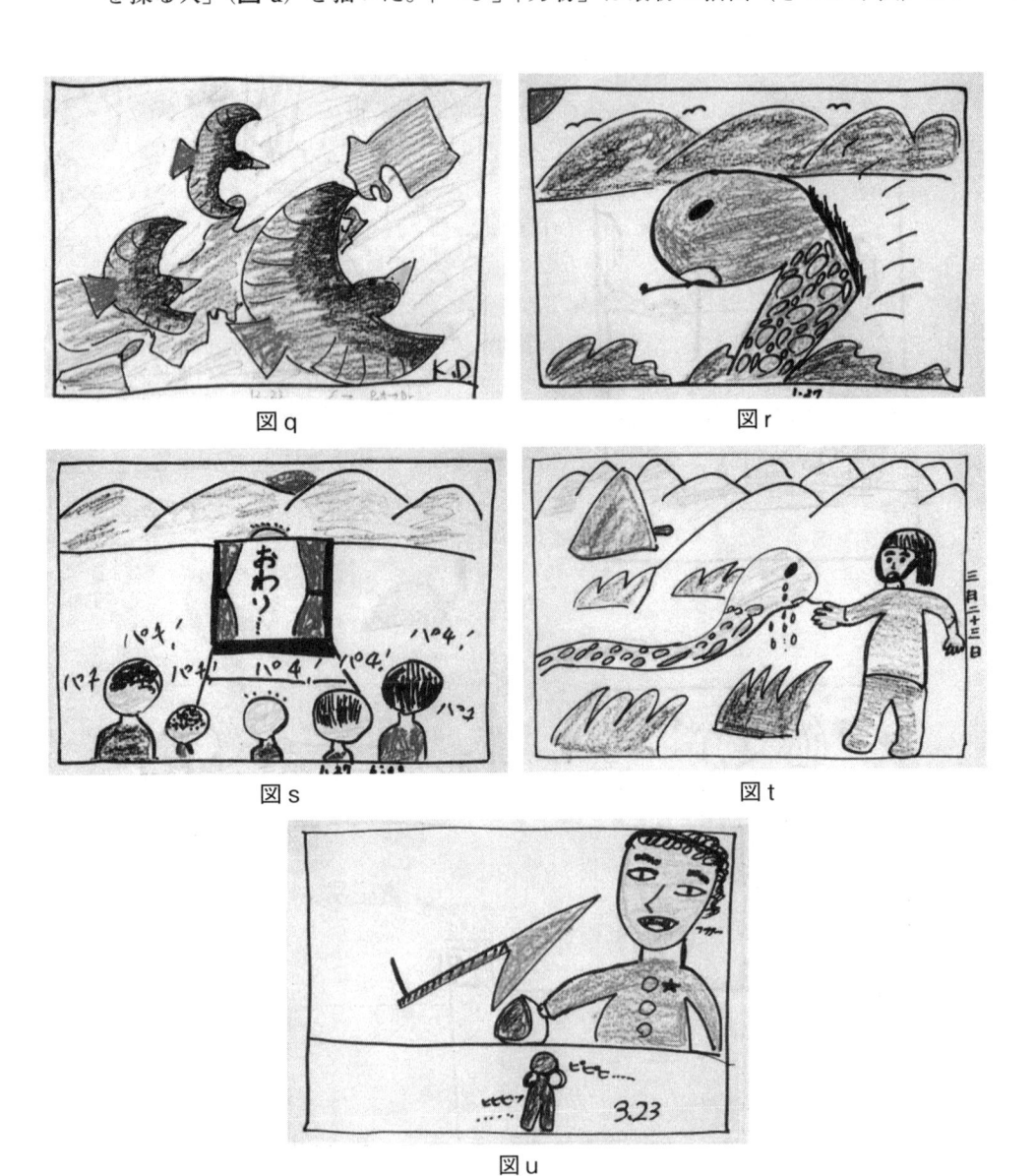

ることを考えると，Cが自分をいたわることができるようになり，自己の攻撃性などの感情をコントロールすることが可能となったという意味として捉えることもできるかもしれない。この面接の最後にCは自ら治療終結を申し出てきた。その後の経過は順調であった。

## III スクィグルの精神療法的意義

### ■治療関係の深化，良性の退行

　スクィグルが行われるようになると，それまでCは自分を「僕」といっていたのが，「Cちゃん」と呼ぶようになった。同時に発語が増え，緊張感や恥じらいも明らかに減少していった。これはスクィグルの「治療関係の深化」の促進作用[16]によると考えられた。治療の場に治療者が患者と対等の立場で参加するという一体感が患者に安心感を与え，飾りのない生身の自分をさらけ出す契機となったと考えられる[14]。このことは同時に治療者自身も直面化せざるを得ない問題であろう。治療者が飾りのない自分を患者の前に提示する覚悟，その危険性に対する自覚，飾りのない自分を素材として提供しながらも一方における徹底した客観的な観察などが治療者に要求される態度といえよう。

　しかし，Cは決して過度に依存的になったり，際限のない要求が表明されたり，両価的になったりという「悪性の退行」に陥ることはなかった。これは以下のような非言語的アプローチの治療的意義によるものと考えられる。

　すなわち，治療者―患者間にある媒体を導入することにより，治療者に直接向けられるはずの攻撃性や依存の感情がまず作品にあらわされる。そのこと自体が激しい感情の緩衝作用をもつ。さらに患者は自らの作品と対峙することにより，自分が表現したものと直面化せざるを得ない。そのとき，患者の何らかの「気づき」を可能にする。それだけでなく，治療者は表現している患者と作品を観察することにより，今，治療の上に起こっている事態を客観的にながめることが可能となる[12,13,17]。このようなことが，「悪性の退行」に陥らせない要因と考えられる。

　以上をまとめると，スクィグルは「ほどよく退行促進的に働く」という特徴をもつと考えることが可能である。

### ■症状性からメッセージ性への転換

　スクィグルを始めてからほどなくして，それまで長期間続いていたCの家庭内暴力が急速に沈静化していった。スクィグルを開始する前は，箱庭，きっかけ法，スクリブルなどが行われていたにもかかわらず，むしろ家庭内暴力はエスカレートしていった。それではそれまでの非言語的アプローチとスクィグルはどのような違いがあるのだろうか。

　箱庭，きっかけ法，スクリブルはスクィグルと比較して，より患者の一方向的な表現形式である。すなわち，傍らにいて作品を理解し受容する治療者の存在が重要であることはいうまでもないが，スクィグルより治療者自身の表現が少なく，相互性が弱いことが特徴といえる。スクィグルの特徴は治療者の描いたなぐり描きの描線が患者にあるイメージを連想・喚起し，絵を完成させる。そして患者が完成した絵と，続いて患者が治

療者に提示する描線がさらに治療者にさまざまなイメージを喚起・賦活する。それだけではなく患者は自らが描いた絵と治療者の絵それぞれから，何かに「気づく」ことが可能となる。それが治療者と患者双方において繰り返されるわけである。先に述べたように，まさに成人における言語的な交流によく対応する方法と考えられる所以である。

　Cは3回目のスクィグルにおいて「足にけがをした鳥」（図c）を描いた。この絵自体がそれ以前の何回にもわたる非言語的アプローチの経過の結実ともいえるのであるが，推測が許されるならば，この絵を描いたことによりCは傷ついているのは自分だけではなく母親も自分と同様にあるいはそれ以上に傷ついているということに，意識的にであれ無意識的にであれ「気づいた」と考えることが可能である。そして，続いて治療者が描いた「白鳥」（図d）によって，いくらかではあってもCのそのような心情をいたわり，支える気持ちが伝わったのかもしれない。

　スクィグルは患者と治療者が相互にイメージを表現しあうことにより，双方の共同作業ともいえる表現がなされ，それによって患者は穏やかな形で「気づき」が可能になる。そしてそれを治療者が支え，受けとめたということを非言語的に患者に返していくことが，患者にとっては決して容易ではないさまざまな「洞察」の萌芽を受けとめることを，少しずつ可能にしていくのではないだろうか。そこではじめて症状性からメッセージ性への転換[18,19]が可能になると考えられる。

## ■治療者―患者双方の描画の連動

　先に示したように，第2期の終盤において治療者と患者の描画が連動しながら治療が展開していった。ここでは，それぞれのセッションにおける治療者側の留意点について述べたいと思う。

**第20回目**：治療者はCの示した二面性（不安と自信，劣等感と優越感など）に対して，さまざまな考えが錯綜しながら「鏡に映った自分」（図g）を描いた。治療者の描いた絵が適切であったかどうかはともかくとして，結果的にその面接の終了間際にCは自らの心境を言語化することが可能となった。患者のメッセージに対して治療者は自らに想起するさまざまな感情を客観的に把握しつつ，悩みながらも真摯にメッセージを返していくことが双方の描画の連動を生み，治療を展開させることにつながると考えられる。

**第21，22回目**：このセッションのように，治療者の描画の内容が患者の感情を揺さぶるような意味をもつ場合，治療者には自らの描画の意味，患者への影響の程度，患者にそれを受け入れる条件が十分に整っているかどうか，今それを提示するべき時期かどうか，などについての認識と判断が不可欠である。いうまでもなく，治療者の考え，解釈，意図を性急に押しつけることはむしろマイナスに働くことが多いと思われる。このような場合，患者のなぐり描き線の強弱，治療関係の深化の程度，治療者自身の安定度，治療経過全体の流れなどが総合的に判断されると考えられる。

**第24，26，28回目**：このセッションにおいては，お互いの描画が相互に影響しあい連動しながら，「出立」「対決」のテーマが繰り返し表現されたと考えることが可能である。しかし，患者が非言語的治療場面において，「出立」「対決」というような重大な課題や重要な象徴表現をあらわした場合，治療者がどのように対応し支えるかということは大きな問題である。少なくとも治療者は，依存と自立，発達と退行という正反対のベクト

ルがたえず共在している児童・青年期の症例に対して，目の前の患者はどちらの力が強く働きすぎているのか，今治療者の関わりはどちらを主体としているかを認識しておく必要があり[20]，そのときどきにおいて絶妙のバランス感覚が求められるといえよう。

以上のように，それぞれの描画は即興で行われるけれども，治療者には患者に対する理解はいうまでもなく，治療者自身の感情，自身の描画の意味，治療関係の質などについての客観的な認識が不可欠である[21]。それらを背景として初めて，治療者―患者双方の描画が連動し，治療が展開していったと考えられた。

## ■現実生活の試行・訓練

第3期の中盤において，Cは図oのようなユーモアあふれる内容や，図pのようないたずらをテーマとした絵をしばしば描くようになった。また，ときに治療者を驚かせる内容（他の意味も考えられるが）の「自殺」「悪魔」「強盗」「火山の噴火で観光客が死亡」などのテーマも描かれ，治療者の反応を見て喜ぶようすがうかがえた。面接場面においては治療者に何でも率直にものがいえるようになり，言語的にも治療者を茶化したりわざと困らせたりすることもみられるようになった。また遊戯療法場面では，自ら持参した野球戦略ゲーム（相手の裏をかく戦略やしたたかな采配を競い合う野球ゲーム）を好んで行った。

まず，ユーモアやいたずらの内容の絵が頻繁に描かれるようになったということは，Cの余裕のあらわれと考えられる。しかし現実生活においては，過剰適応や休息を繰り返しながらようやく本人なりのペースで適応しつつあるところであった。まず非言語的な世界においてユーモアやいたずらの表現をして，空想をめぐらせたり，自らの欲望を満足させたりしたといえるかもしれない。

次に，Cの生育歴（一人っ子，温和で知的な両親，反抗期がないこと），性格傾向（内向的，おとなしく手がかからない），あるいは対人態度（人に気をつかい，周囲の思惑を敏感に察知して申し分なく行動してしまう面）から，Cは児童期に特有の無邪気な残酷性，攻撃性，狡猾さ，自己中心性などの側面を自ら強く抑圧してきたと考えられる。したがって，対人関係の中でこのような対応を受けるとどうしてよいかわからず，不登校・家庭内暴力という状態を発症せざるを得なかったと思われる。そのように考えると，一見するとびっくりするような「自殺」「悪魔」「強盗」「死亡場面」などを描いたということは，Cが口に出してみたい，想像してみたいが現実生活では許されないことを，非言語的な治療場面で表現し，果たそうとしたのではないだろうか[1]。

また，Cが治療者に対して言語的にも率直にものがいえるようになり，治療者を茶化したり困らせたりするようになったということや，さらには戦略やしたたかさを競うゲームを好んだことなどは，対人関係におけるよい意味でのずるさや駆け引きを面接場面で言語的，非言語的に試行，経験し，治療者の反応を見ながら訓練しているのであると考えられた。

その結果，Cは程なくして現実場面においても，自己主張が強くなり，年齢相応のギャングエイジの体験も可能になっていった。

# Ⅳ 非言語的アプローチによる客観性の発達促進機制

## ■「客観性」「自己覚知」の表現について

　Cは第3期の終盤において，図sのような「ある場面を観ている自分」というテーマをしばしば描くようになった。これは「自分がある場面を観ているところをもう一人の自分の眼が観ている」という状況と考えることはできないだろうか。すなわち，自己を客観的に観察し，自分のおかれた状況や自分の感情や欲求を自覚しようとする表現—「客観性」「自己覚知」の表現—と捉えることも可能である。

　先に述べた，患者に穏やかな形の「気づき」を可能にしたり，「洞察」の萌芽を受けとめることを可能にするには，その背景として，患者自身における「客観性」および「自己覚知」という内的過程が準備されていなければならない。

　このように考えると，非言語的アプローチの治癒機転として，患者自身の「客観性」「自己覚知」を発達，促進するという働きがあると考えることが可能である。このような観点から非言語的アプローチの精神療法的意義に関しては次のように考察した。

## ■後姿の表現病理

　「ある場面を観ている自分」というテーマは，視点を変えると「後姿」と捉えることも可能である。実際，Cの描いた数十枚の描画の中で「人物の後姿」を描いたものは，ほとんどここでとりあげた「ある場面を観ている自分」を主題とする描画に限られていた。そこでまず，後姿の表現病理について考えてみたい。

　吉野[22]は臨床における後姿の表現病理について，
　①精神疾患の回復期の徴候
　②回避的な性格傾向，対人関係の葛藤や障害
　③統合失調症性の妄想傾向

などをあげている。成人の精神疾患の表現病理を児童期の神経症圏の症例にそのまま適用することは好ましくはないが，本症例の治療経過と一連の描画の流れを継時的にみていくとき，本症例における「後姿」の出現の意味は，精神的疲弊状態からの回復徴候と捉えることが可能である。

　さらに図sに関していえば，背景には奥行きが表現されて余裕が感じられ，沈み行く夕日や紙芝居の終わりから治療終結を暗示させるものである。見るものにそのような感情や想念を引き起こすのは，「後姿」に患者自身が投影され，見るものも「後姿」の視点に引き込まれるからであろう。すなわち，患者は後姿の人物像に自らを投影しながら，過去を振り返ったり，未来を見つめたり，さらには自己を見つめ直していると捉えることも可能であり，治療者は患者の視点に立つことにより，治療関係や患者に対する新たな理解が得られると考えられる。その意味において，本症例の「後姿」には，回復期の徴候のみならず，見守られながらも未来を展望し自己を見つめ直すという視点の広がり，余裕，客観性などが読み取れるといえよう。

　図17は村瀬の原図[23]（p.44，図3）に左下の「子ども（客観化し，洞察する）」の部分を加筆したものである。村瀬は原図について，子どもの精神療法において治療者には

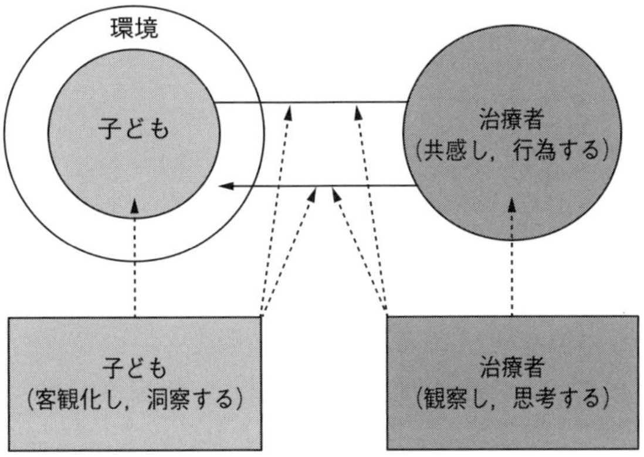

図17 客観性の発達促進機制

共感と観察という2つの矛盾した態度を同時にとることが求められ，治療者が内面的・外面的自己覚知を高めることが必要とされると強調している。以下に図17の解説を交えながら非言語的アプローチの客観性の発達促進機制について検討してみたい。

　まず，非言語的アプローチを行うことによって，治療者は患者に対する理解が深まるばかりではなく，治療者自身の状態や治療関係の質を知ることが比較的容易になる。すなわち，治療者には患者のメッセージと自らの描画からさまざまな感情や考えが想起され，自己の状態や治療関係の質を洞察する端緒となる。それは同時に患者自身にも穏やかな形の，しかしいまだ漠然とした「気づき」を可能にすると考えられる。一方，治療が進展し，治療関係が深まるにつれ，患者は新しい対象（両親とは異なる全体対象）としての治療者を取り入れ，内在化していく。すなわち，治療者の視点や姿勢，考え方などを取り入れ，内在化していくと考えられる。その背景として，治療者自身における自己洞察が不可欠の要因となろう。治療者─患者双方の描画が相互に影響し連動するのはこのような機制によると考えられる。

　ここでさらに，治療者には患者に対する理解を深める努力だけではなく，治療者自身の自己覚知を高め，治療者─患者間の関係性を客観的に捉えようと努力することが要求される。すなわち，自己の感情，欲求，葛藤，さらには自分が患者にどのようなイメージを与えているか，自己の描画がどのような意味をもち，どのような影響を与えているか，などについての認識と洞察が必要とされる。なぜなら村瀬[23]も指摘しているように，治療者が自己を洞察している深さにおいてしか相手の問題は理解できないからである。また，結果的にこのような治療者の姿勢を患者が取り入れ，内在化することにつながると考えられるからである。このような機制によって患者は，第三者─内在化された治療者─の眼を通して，自己，他者，さらには世界を新しい視点で見直す契機をもつと考えられる[20]。これが患者の客観性を発達・促進させることにつながるのではないだろうか。「客観性」「自己覚知」の表現と考えられる「ある場面を観ている自分」の描画は，患者が世界を新しい視点で見直す表現と考えることも可能である。

　これは同時に治療者にもあてはまることである。治療者も患者の視点に立つ契機をもつことにより，患者に対する新たな理解や患者からみた治療者像の理解が得られることになる。そしてそのような理解を患者に提示していくことが，患者が漠然とした「気づき」から洞察の萌芽の確かな受けとめへ進展することを可能にすると考えられる。

# V　非言語的アプローチの展望

　本 Part ではスクィグルを用いた治療経過を述べ，非言語的アプローチの精神療法的意義—とくに客観性の発達促進機制—について検討した．しかしながら，描画の解釈や理解はややもすると治療者の主観的見解に傾きがちであり，その客観的妥当性の保証はきわめて困難といわざるを得ない．なぜなら，客観的妥当性を追求すればするほど検査に近づき，治療としての意味合いが薄れてしまうというジレンマに陥るからである[24]．そうではあっても以上を考慮に入れながら，今後も一つひとつの症例の詳細な検討の蓄積が不可欠といえよう．さらに他の治療技法との治癒機転との比較によって，非言語的アプローチの精神療法的意義がより明らかにされるのではないかと考えられる．

　なお，本 Part は，「非言語的アプローチの精神療法的意義に関する一考察—スクィグルを用いた症例の治療過程を通して—」と題して，児童青年精神医学とその近接領域（35：487-500，1994）に掲載された稿を引用し，再編加筆したものである．

## ■文　献

1) 村瀬嘉代子：プレーセラピストに求められるもの—現実と非現実の中間領域を生きるために．季刊精神療法 17：119-125，1991
2) Erikson EH：Childhood and society. WW Norton, New York, 1963（仁科弥生 訳：幼児期と社会Ⅰ・Ⅱ．みすず書房，東京，1997，1980）
3) Erikson EH：Toys and reasons. WW Norton, New York, 1977（近藤邦夫 訳：玩具と理性．みすず書房，東京，1981）
4) Winnicott DW：Playing and reality. Tavistock, London, 1971.（橋本雅雄 訳：遊ぶことと現実．岩崎学術出版社，東京，1979）
5) Klein M：The psycho-analysis of children. The Hogarth Press, London, 1932
6) Allen FH：Psychotherapy with children. WW Norton, New York, 1942（黒丸正四郎 訳：問題児の心理療法．みすず書房，東京，1955）
7) Moustakas CE：Children in play therapy. MaGraw-Hill Book, New York, 1953（古屋健治 訳：児童の心理療法．岩崎学術出版社，東京，1953）
8) 小倉　清：遊戯療法．児童精神医学とその近接領域 3：18-31，1966
9) 山中康裕：児童精神療法としての心像分析について．徳田良仁，武正建一 編：芸術療法講座Ⅰ．星和書店，東京，1979
10) Winnicott DW：Therapeutic consultation in child psychiatry. The Hogarth Press, London, 1971（橋本雅雄 訳：子どもの治療相談①，②．岩崎学術出版社，東京，1987）
11) 傳田健三：児童・青年期の強迫神経症に対する非言語的治療．メンタルヘルス岡本記念財団研究助成報告集 5：193-187，1992
12) 傳田健三，笠原敏彦：児童・青年期症例の非言語的治療に関する臨床的研究．精神神経学雑誌 93：556-581，1991

13) 傳田健三：児童・青年期症例の非言語的治療に関する臨床的研究―類型化の試みと精神病理学的考察―. 北海道医学雑誌 67：659-673, 1992
14) 傳田健三, 田中 哲, 笠原敏彦：相互性を加味した一描画法―「きっかけ法」について―. 芸術療法 18：59-66, 1987
15) Naumburg M：Dynamically oriented art therapy：Its principles and practice. Grune and Stratton, New York, 1966
16) 中井久夫：ウィニコットの Squiggle. 芸術療法 8：129-130, 1977
17) 中井久夫："芸術療法"の有益生と要注意点. 芸術療法 7：55-61, 1976
18) 中井久夫：絵画療法の実際. 徳田良仁, 式場 聰 編：精神医療における芸術療法. 牧野出版, 東京, 1982
19) 山中康裕：写真映像をメッセージとした思春期心身症の精神療法過程. 芸術療法 7：31-42, 1976
20) 傳田健三, 笠原敏彦：さまざまなヒステリー症状と高度の退行を示した神経性食思不振症の一症例―退行からの回復過程における父親の役割について―. 臨床精神病理 13：289-298, 1992
21) 村瀬嘉代子：スクィグルの治療促進的内面過程. 臨床描画研究 Ⅷ：35-50, 1993
22) 吉野啓子：後姿の表現病理. こころの科学 4：56-62, 1985
23) 村瀬嘉代子：子どもの精神療法における治療的な展開―目標と終結. 白橋宏一郎, 小倉 清 編：児童精神科臨床 2 治療関係の成立と展開. 星和書店, 東京, 1981
24) 滝川一廣：西村さんの症例に接して（症例検討 1 に対するコメント）. 児童青年精神医学とその近接領域 32：80-82, 1991

## Talk Talk 「ディメンジョナルな診断」とは何か

　　精神医学における診断は, カテゴリカルな診断かディメンジョナルな診断かという 2 つに大別できる. 例えば, がんか否か, あるいはインフルエンザか否かは, 十分な検査を行えば明らかにすることができる. これをカテゴリーに分類できるカテゴリカルな診断という.
　　一方, 発達障害などは正常から障害とよばれる状態まで連続したものと考えられる. これをディメンジョナルな診断という. つまり段階的に移行していく. 一応診断基準は設けられているが, あくまで便宜的なものである. 当然その中間にはグレーゾーンの人たちがいる. 発達障害の特徴をいくらかもっているが, その程度が軽い人たちである. DSM-5 では診断にディメンジョナルな視点を採り入れた点が特徴である.

# Part 3 非言語的アプローチにみる子どものうつ病

## I 症例Cのその後の経過

　Cは小学校卒業後，本人の希望で校区外の中学に入学し，順調な経過をたどった。成績もよく，部活動も楽しみ，充実した中学校生活であった。その後，進学高校へ入学した。高校生活も順調で，希望の大学へ入学した。Cは毎年，年賀状で順調な状況を報告してきた。

　大学生活も順調に経過していたが，大学4年生の就職活動中に，Cから約10年ぶりに突然主治医に電話で連絡があった。「最近調子が悪いので，1度診察してほしい」とのことであった。早速来院してもらい診察を行った。

## II 現病歴

　大学4年生の5月上旬から，就職活動と試験が重なったため，睡眠時間も少なく，かなりハードな生活が続いていた。第一志望の企業から内定がもらえずショックも重なったという。5月末頃から，寝つきが悪く，途中で何度も覚醒するようになった。朝は早く目が醒めるが，なかなか布団から出ることができない。食欲も低下し，1ヵ月で5kgも体重が減少した。朝の調子が悪く，夕方から少し楽になる。就職活動に出向かなくてはならないが，身体がだるくて，気力が出ない。好きな読書も楽しめず，活字を読んでも頭に入らない。思考力や集中力がかなり落ちている。第一志望の企業に入れなかったことで，自分を責めて，価値のない人間のように感じる。気分は落ち込み，もの悲しく，何事も虚しく感じる。一方で，些細なことでイライラしやすく，母親にあたってしまったりする。ふと，死のことが頭に浮かび，必死に打ち消そうとしている自分に気づく。このような状態が1ヵ月以上続いているという。

　うつ病と診断し，病名の告知と説明を行ったところ，Cは「小学校の頃も今と同じ状態だったと思う」と述べた。小学校時代のカルテを読み返してみると，「学校を休んで家にいても，何もせずにボーッとしており，好きな漫画雑誌やテレビ番組にも興味を示さなくなった。食欲も低下し，学校のことをくよくよ考えて夜もなかなか寝付けなくなった」と記載されており，子どものうつ病特有のイライラ感も確認することができた。筆者はこの時点で初めてCは小学校時代もうつ状態であった可能性があることに気がついた。筆者が子どものうつ病を本格的に研究しようと考える契機を与えてくれた症例といえる。

## III 治療経過

### ■うつ病の治療

　薬物療法として，フルボキサミン25 mgから開始したが，胃腸症状の副作用が強く出現し，軽い焦燥感も確認されたため，ミルナシプランに変更した。ミルナシプランを漸増したが，副作用も出現せず，奏効した（150 mgを維持量とした）。

　大学には可能な範囲で出席し，決して無理はしないようにアドバイスした。抗うつ薬を服用しながら，最低限の活動を行うことで，状態は次第に回復し，治療開始6ヵ月頃にはほぼ本来の状態に回復した。就職については第二志望の企業の内定を得た。就職後も服薬を続けて，安定した状態が長期間維持されたときに，抗うつ薬を漸減・中止する方針とした。

　就職後，当初は順調に経過していたが，研修期間および担当の職場への配置のたびに，過剰に適応しようと頑張りすぎて疲弊してしまうことを繰り返した。1つのプロジェクトが始まると過剰に頑張る姿は上司からも心配されるほどであった。その状態は，明らかな躁病エピソードの診断基準は満たさないが，気分はやや高揚し，多弁なところが目立ち，怒りっぽく，過活動の状態となった。プロジェクトが終わると，必ず風邪症状や胃腸症状を呈して数日間欠勤した。抗うつ薬を減量すると気分が落ち込むため，抗うつ薬はなかなか減量することができず，双極性障害への発展の可能性を考慮してリチウム600 mgを加えた。リチウムは奏効し，気分の高揚や，過活動，怒りっぽさは安定した。本人も，リチウムの効果については自覚があり，過剰に頑張る状態についての認識が芽生えていった。

　Cとの面接では，どの程度，どこまで頑張るのが適切なのか，どれくらいの休養が丁度よくて，どこからが休み過ぎなのか，どんな症状が出たら働き過ぎなのか，ハイテンションのときはどのようなサインが出るかなど，自分の限界についての認識，限界を超えたときの症状・サイン，どのようにして気づき，修正するかなどが話し合われた。そのときどきの症状の程度や，ストレスの度合い，疲れ具合などを確認しながら，Cは自分の身の程，すなわち自分自身を知る作業を行っていったと考えられる。

### ■生き方の模索

　就職後5年目頃には，Cは環境の変化に対して次第に自分をコントロールすることが可能になっていった。自分と会社との関係や自分の将来についても考えるようになった。おりしも会社は不況の影響を受け，非正規職員の大規模なリストラが行われ，早期退職の募集も行われていた。この頃Cには結婚を考えている女性がおり，このまま現在の会社に勤務を続けることに次第に疑問を感じるようになっていった。現在の会社では残業も多く，このまま気分の波がおさまらないのではないかという不安も抱いていた。また，上司からの期待が大きすぎて，ストレスの原因の1つになっていたことが語られた。Cとの面接では，今後今の職場を続けていくべきか，転職すべきか，転職するのであればどこにするか，残るのであればどのような覚悟が必要か，などの具体的な事柄が話し合われるようになっていった。

結局，Cは公務員の経験者採用試験を受け，難関を突破して合格した。公務員として就職後，結婚し，子どもも誕生した。公務員も多忙であるが，担当の職場はCの才能を生かせる部署であり，対人関係も良好であった。結婚して子どもが誕生したことは，Cの気分の安定には非常にプラスに働いた。それまでの，過剰に頑張りすぎては疲弊するというパターンは影をひそめた。主治医から見ても，無理のないC本来の状態が久しぶりに戻ったという印象を受けた。

Cの希望もあり，抗うつ薬とリチウムを少しずつ減量していった。2～3ヵ月に1錠減量というゆっくりとしたペースで薬物の減量を行った。約2年間かけて薬物はすべて中止となり，治療を終結した。大学4年生のときに治療を再開してから8年後のことであった。現在も定期的に連絡をとっているが，完全寛解のまま経過している。

## Ⅳ 症例Cから子どものうつ病を考える

### ■児童期発症うつ病の再発

第1章Part1でも述べたが，児童・青年期発症のうつ病は1～2年で軽快する症例が多いが，その後再発する可能性が高い。Fombonneら[1]の報告によると，17歳以下の大うつ病性障害149例の20年後の調査では，大うつ病性障害の再発は62.4%，うつ病（大うつ病性障害，小うつ病性障害，気分変調性障害）の再発は75.2%であった。

本症例も小学校時代の状態をうつ病と考えると，10年後に再発したということができる。状態像は職場のプロジェクトが始まると，高揚気分，多弁，怒りっぽさ，過活動などを呈したが，明らかな躁病エピソードは示さなかった。このような状態はGhaemiら[2]が提唱した双極スペクトラム障害（表14）に該当する。双極スペクトラム障害とは，将来双極性障害と確定診断される可能性が高く，双極性障害の可能性を考慮して治療すべ

表14 双極スペクトラム障害

| |
|---|
| A. 少なくとも1回の大うつ病エピソード |
| B. 自然発生的な躁・軽躁病相はこれまでない |
| C. 以下のいずれか1つとDの少なくとも2項目（または以下の2項目とDの1項目）が該当<br>　1. 第一度近親における双極性障害の家族歴<br>　2. 抗うつ薬によって惹起される躁あるいは軽躁 |
| D. Cの項目がなければ，以下の9項目のうち6項目が該当<br>　1. 発揚性パーソナリティ<br>　2. 反復性大うつ病エピソード（3回より多い）<br>　3. 短い大うつ病エピソード（平均3ヵ月未満）<br>　4. 非定型うつ症状（DSM-IVの診断基準）<br>　5. 精神病性うつ病<br>　6. 大うつ病エピソードの若年発症（25歳未満）<br>　7. 産褥期うつ病<br>　8. 抗うつ薬の効果減弱（wear-off）<br>　9. 3回以上の抗うつ薬治療への非反応 |

(Ghaemi SN, et al.：J Psychiatr Pract 7：287-297, 2001[2]より引用改変)

き病態であると考えられる。その特徴をまとめると，
- ①若年発症である
- ②双極性障害の家族歴をもつ
- ③抗うつ薬治療により躁・軽躁エピソードが惹起されやすい，あるいは抗うつ薬治療に抵抗性（難治性）である
- ④反復性あるいは短いうつ病相である
- ⑤非定型病像や精神病症状を呈しやすい
- ⑥発揚性の性格をもつ

などである。児童期発症うつ病の再発においては，このような病態も考慮しておく必要があるだろう。

## ■うつ病に対する非言語的アプローチ

もし今，小学校時代のCが受診したらどうするだろうか。おそらく今であれば，うつ病と診断するだろう。環境調整を行い，十分な休養をとらせることは同じであるが，それでも状態が改善しない場合は抗うつ薬を使用することも考えるかもしれない。初めから非言語的アプローチを行う可能性はむしろ小さいのではないだろうか。

なぜなら，非言語的アプローチは非常にエネルギーを使う作業である。絵を描くだけで疲れ果ててしまい，うつ病が悪化することもあるかもしれない。また，エネルギーが低下し，疲弊している状態のときに性急に心的内面を表現させることは侵襲的であり，混乱をまねく可能性もある。

それでは，なぜCにはスクィグル法が有効だったのだろうか。当初は安定した治療関係の構築を目指し，非言語的アプローチの方法も本人自身に選択させるようにしたことがプラスに働いたと考えられる。その結果，Cは卓球やサッカーゲームなどの遊戯療法を選択し，非言語的アプローチも比較的負担の少ない箱庭やスクリブルなどを行った。その間に少しずつ治療関係の構築が行われ，かつうつ状態も改善していったのであると考えられる。Cがスクィグル法を始めたのは，初診から4ヵ月後のことだったのである。本人に主導権を委ねることによって，モチベーションが生じ，主体性や自己効力感も高まっていったと思われる。Cがスクィグル法を始めたのは，その意味では自己を表現する準備が整ったまさにそのときだったということができるだろう。

言語的な表現がいまだ不十分であったCにとっては，山中[3]が述べているように，治療者と相互にイメージを表現しあうスクィグル法は，言語による対面法（治療者が何か問い，患者がそれに応え，またそれに応えるというやりとり）とパラレルな方法になり得たのであると考えられる。

また近年，うつ病に対する認知行動療法や対人関係療法などのエビデンスが報告されているが，子どものうつ病に対しては，適切な時期に子どもの真の感情，考え，あるいは内面を表現することが（言語的であれ非言語的であれ）最も基本であり，不可欠のことであると考えられる。Cの治療過程は，目の前の子どもに最も相応しい方法で，本人の真の感情を表現する時間をもつことの重要性を痛感させるものである。第2章 Part 3で述べた「5ステップ・アプローチ」にあえて真の感情を表現させるアプローチを取り入れたのも，この基本を忘れないためである。

このように考えると，非言語的アプローチもその時期とタイミングを十分考慮して行えば，子どものうつ病の治療法として十分意味のある方法であると思われる．また，子どものうつ病に対して非言語的アプローチを行わずに，通常の支持的アプローチと薬物療法を行った場合でも，子どもの精神的内面においては，Cが描いた絵画と同様のダイナミックな変化やさまざまな感情のうねりが存在しているという認識が必要だと思われる．

## ■自分を知り，生き方を問い直す契機としてのうつ病

　Cは大学時代の治療初期において心理教育が十分に行われ，治療に対するモチベーションも高く，現在ある問題にも概ね適切に対応できるようになり，自分の頑張りすぎてしまう特性についてもある程度コントロールできるようになっていった．多くのうつ病患者の場合，この後次第に抗うつ薬を減らし，それでも安定していれば治療を終結することになる．あるいは最低限の抗うつ薬を予防的に長期に続けていく場合もあるかもしれない．うつ病になったことでより自分を知り，今一度自分に問い直した上で，現在の仕事をできる範囲で続けていくという覚悟をして，その生き方を選択することである．これが1つの治療終結のパターンといえる．

　しかし，Cはうつ状態が概ね安定した時点で，今の職場が本当に自分に相応しいのか，今後結婚して家族をもつうえで今の職場でよいのか，頑張りすぎてしまう自分の特性とノルマが厳しく利益重視の社風が合っているのか，という今後の生き方を考えるようになっていった．ただ，決して今の職場が嫌だから辞めたいのではなく，自分に期待をかけてくれ，頑張ればきちんと評価してくれる職場であることは十分理解しており，転職しても今よりもよい職場は簡単には見つからないことも自覚していた．

　結局，Cは公務員の経験者採用試験を受け，難関を突破して合格した．この後，Cが結婚し，子どもが誕生し，自分の能力を生かせる職場で安定していった過程は実に示唆に富むものであった．対人関係もよく自分の能力を生かせる場所で働くことはいかにその人を生き生きとさせるかということを改めて感じさせられた．このことは，以前の職場でCはどれほど無理をしていたかを痛感させることでもあった．その後，Cが以前のような過剰に頑張りすぎては疲弊するというパターンはまったく影をひそめた．このパターンはCの特性であると当初主治医は思っていたが，環境の影響も大きかったのだと反省させられた．また，個人差は大きいが，環境が整い，うつ病が真に寛解すると，抗うつ薬を含む薬物は順調に減らすことができることも改めて感じさせられた．

　私がある市役所で15年以上産業医を行った経験からいえることは，「人間，適材適所につきる」ということである．市役所にはさまざまな部署があり，人事担当者も最大限の配慮を行うことが可能である．その人にとって苦手な上司や同僚，あるいは苦手な仕事内容はあるもので，環境調整をするだけで良好な適応を維持できることが少なくない．あるいは，長期間うつ病で休職していた人が，環境の変化によって見違えるように改善することもまれではないのである．

　しかし，若い人が「自分の生き方に合わない」というときには注意をしなければならない．不適応の原因をすべて環境の要因に押しつけて退学や退職を希望する場合などである．本人の意向を尊重するという理由で主治医がその決定に加担させられていること

もある。このようなときこそ,「人生の大問題の決定はとりあえず延期」して,なぜそのように考えるのか,多面的にかつバランスのよい見方ができているか,学校や職場における対人関係や家族関係にストレスを抱えていないか,などを丹念に聞くことが必要である。退学や退職を決定することが重要なのではなく,なぜ今ここで生き方の問題が出てきたのかをともに考える必要がある。そうすることによって,本人の新たな問題に気づくことになったり,治療が大きく進展することがあると考えられる。

## ■ 文　献

1) Fombonne E, Wostear G, Cooper V, et al.：The Maudsley long-term follow-up of child and adolescent depression. 1. Psychiatric outcomes in adulthood. British Journal of Psychiatry 179：210-217, 2001
2) Ghaemi SN, Ko JY, Goodwin FK：The bipolar spectrum and the antidepressant view of the world. J Psychiat Pract 7：287-297, 2001
3) 山中康裕：治療技法よりみた児童の精神療法について．白橋宏一郎,小倉　清 編：児童精神科臨床2 治療関係の成立と展開．星和書店,東京, pp 57-92, 1981

### Talk Talk　うつ病とリワーク

　うつ病に対する復職支援プログラムを「リワーク」という。近年,うつ病は再発を繰り返すことが多く,そのたびに社会機能が低下していく慢性疾患であると考えられるようになった。回復のためには地道なリハビリテーションを行う必要があるのだ。

　かつて,うつ病は十分な休養と薬物療法で回復し,治癒すれば問題なく復職できると考えられていた。しかし,現実は甘くない。自宅で長期間静養していた人が,いきなり混雑した電車やバスで通勤し,問題なく働くことなど考えてみれば途方もない無謀なことだったのである。

　ケガをしたスポーツ選手が,十分なリハビリを行い,慎重に練習を増やしていくことと同じ考え方が必要なのである。

# 索引

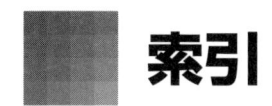

## あ
アクスライン 118
アサーショントレーニング 77
アスペルガー障害 109
アトモキセチン 37
アミトリプチリン 107
アメリカ精神医学会 10
アリピプラゾール 35
アンナ・フロイト 118
悪性の退行 133

## い
イライラ感 11
インフォームド・コンセント 100
生き方や特性・性格へのアプローチ 98
易刺激性（irritability） 18

## う
うつ病性昏迷状態 15
うつ病性障害 11
うつ病の経過 17
うつ病の有病率 17

## え
エスシタロプラム 29
英国医薬品医療製品規制庁（MHRA） 30

## お
オランザピン 35

## か
カテゴリカルな診断 139
カルバマゼピン 35
かんしゃく発作 22
家族機能の障害 18
家族へのアプローチ 102
過覚醒症状（ADHD様症状） 25
過眠 15
課題法 120
絵画療法 119
解離性障害 106
観察的態度 44

## き
気分障害 11
気分ノート 113, 114
気力の減退 16
基本的信頼感 54, 106
虐待 18
客観性 125
客観性の発達促進機制 125
急速交代型 18
共感的態度 44
協働的経験主義 60
境界性パーソナリティ障害 110
興味または喜びの喪失 13

## く
クエチアピン 35
クライン 118

## け
月経前不快気分症 21

## こ
コミュニケーション障害 109
コラージュ療法 119
こだわり行動 109
子どもに問題が生じたときの10ヵ条 104
広汎性発達障害 17

## 行動活性化 67
行動的技法 64
構成法 120
心の叫び 46
心の窓 122
混合型の特定用語 21
混合性エピソード 21

## さ
再発予防 38
罪責感 16
三環系抗うつ薬 28

## し
死別反応 21
思考記録表 65
自己覚知 125
自殺関連事象 30
自動思考 57
自閉スペクトラム症（ASD） 23
自由法 120
児童期発症の双極性障害 18
社会性の障害 109
集中力の低下 16
重度の非エピソード性の易刺激性 24
重篤気分調節症（Disruptive Mood Dysregulation Disorder：DMDD） 21
初回面接 43
症例概念化ワークシート 62
焦燥感 15
食欲の減退 14
心的外傷後ストレス障害（PTSD） 111
心理教育 37
心理教育的アプローチ 86, 100
身体症状 49

## 索引

神経性大食症　67
真の感情を表現させるアプローチ　96
新型うつ病　124

### す
スキーマ　64, 69
スクィグル　125
スポーツのコーチ的な態度　97
睡眠障害　15
睡眠・覚醒リズム表　38, 84

### せ
セルトラリン　29
精神運動制止　15
精神運動の障害　15
精神刺激薬　37
精神分析的遊戯療法　118
精神保健福祉士（PSW）　108
選択的セロトニン再取り込み阻害薬（SSRI）　28

### そ
素行障害（CD）　17
双極Ⅱ型障害　106
双極スペクトラム障害　142
双極性障害　11
早朝覚醒　15
相互法　125
操作的診断基準　10

### た
多軸診断　10
多動　49
対処技術（coping skills）　37, 38
対人関係上の役割をめぐる不和　71
対人関係の欠如　71
対人関係療法（IPT）　28, 42, 57, 71
大うつ病性障害　11

### ち
治療関係　53
治療関係の深化　133
治療構造　121
治療者─患者関係　121
治療の動機づけ　53
中途覚醒　15
注意欠如・多動性障害（ADHD）　17
超急速交代型　18

### て
ディメンジョナルな診断　139
デュロキセチン　30
適応障害　111

### と
トラウマ　48
投影法　120
盗癖　49
統合失調症　106
洞察　136
特定不能の広汎性発達障害　106
特定不能の双極性障害　18

### に
日本語版自己記入式・簡易抑うつ症状尺度（QIDS-J）　86, 94
日内交代型　18
入眠障害　15
認知　57
認知行動療法（CBT）　28, 42, 57
認知的技法　64
認知の歪み　59

### は
バルプロ酸　35
パロキセチン　30
破壊的行動障害　17
暴露（exposure）　110
箱庭療法　119
発達障害　50

発達の視点　50
反抗挑戦性障害/反抗挑発症（ODD）　17, 23

### ひ
否定的認知の三徴　58
非言語的アプローチ　118
非定型抗精神病薬　35
悲哀　71
悲哀のプロセス　73
悲嘆（grief）　21
病識　51

### ふ
フラッシュバック　107
フルボキサミン　30
プラセボ　29
不安障害　17
不登校　111
複眼的視点　44

### へ
併存障害（comorbidity）　17
米国児童青年精神医学会（AACAP）　34
米国食品医薬品局（FDA）　30

### ほ
母子同席面接　54
暴力　49

### み
ミルタザピン　30
ミルナシプラン　30
見立て・診断的アプローチ　86

### む
無価値感　16

### め
メチルフェニデート　37

## 索引

### も
問題解決技法　69
問題解決的アプローチ　96
問題行動　49

### や
役割の変化　71

### ゆ
遊戯療法　118

### よ
抑うつ気分　13

### ら
ラモトリジン　37
ランダム化比較試験(Randomized controlled trial：RCT)　31

### り
リスペリドン　35
リチウム　35
リワーク　145

良性の退行　133

### れ
レジリエンス　110

### 数字
3ステップ・アプローチ　80
5ステップ・アプローチ　80

### A
activation syndrome　28

### C
categoricalな疾患　52
CDRS-R　29
citalopram　29

### D
dimensionalな障害　52
DSM-5　10
DSM-III　10
DSM-IV　11
DSM-IV-TR　18

### F
fluoxetine　28

### N
NICE　32

### P
PARS（広汎性発達障害日本自閉症協会評定尺度）　52, 62
prolonged exposure法　110

### S
Severe Mood Dysregulation（SMD）　23
SNRI　29

### T
Texasアルゴリズム　33

### W
Winnicott　125

## あとがき

　子どもの精神療法に関する本の執筆を依頼されたのは，かれこれ5年以上前のことになる。私は執筆を依頼されると締め切りまでに脱稿することをモットーとしていたが，それ以来まったく書けなくなってしまったのである。精神療法についてはこれまで多くの方が執筆しているし，あまりにもテーマが大きいのでいったい何をどのように書けばよいのかなかなかまとまらなかった。

　でもあるときふと「今自分の行っている臨床，そして自分の感じていること，考えていることを，そのまま素直に書いてみよう」と思い立ち，自分がライフワークにしている「子どものうつ」の精神療法的アプローチに限定して書いてみた。一部に過去に書いた論文を引用しているが，ほとんどは今の気持ちと考えをそのまま書き記した。子どもの精神療法について書くことは，実は私という人間について正直に書くことでもあった。多くの症例から学ばせていただいたことを私なりの言葉にしたつもりである。

　本書が脱稿にこぎつけるまで，辛抱強く支えていただいた新興医学出版社の林峰子さん，編集を担当していただいた中方欣美さんに深謝いたします。また，これまで治療に携わらせていただいた多くの子どもたちとそのご家族の方々に心より感謝申し上げます。

2014年3月30日
傳田健三

## 著者略歴

**傳田　健三**（でんだ　けんぞう）

- 1957年　静岡県に生まれる.
- 1981年　北海道大学医学部卒業.
- 1998年　ロンドン大学精神医学研究所　児童青年精神医学講座，英国王立ベスレム病院（青年期病棟，摂食障害病棟）へ留学.
- 1999年　北海道大学大学院医学研究科精神医学分野　准教授.
- 2008年　北海道大学大学院保健科学研究院保健科学部門　生活機能学分野　教授，現在に至る.

専　攻　臨床精神医学，児童青年精神医学，精神科リハビリテーション学

### 著訳書

『子どもの双極性障害　DSM-5への展望』金剛出版，2011
『若者の「うつ」―「新型うつ病」とは何か―』筑摩書房，2009
『子どもの摂食障害―拒食と過食の心理と治療―』新興医学出版社，2008
『子どものうつに気づけない！　医者だから言えること，親にしかできないこと』 佼成出版社，2007
『大人も知らない「プチうつ気分」とのつきあい方』講談社，2006
『小児のうつと不安―診断と治療の最前線―』新興医学出版社，2006
『子どものうつ，心の叫び（こころのライブラリー）』講談社，2004
『子どものうつ病―見逃されてきた重大な疾患―』金剛出版，2002
『拒食症サバイバルガイド―家族，援助者，そしてあなた自身のために―』（ジャネット・トレジャー著：共訳）金剛出版，2000
『子どもの遊びと心の治療―精神療法における非言語的アプローチ―』金剛出版，1998

---

ⓒ 2014　　　　第1版発行　2014年10月13日

## 子どものうつ　心の治療
### 外来診療のための5ステップ・アプローチ

（定価はカバーに表示してあります）

著　者　　傳田　健三
発行者　　林　峰子
発行所　　株式会社 新興医学出版社
〒113-0033　東京都文京区本郷6丁目26番8号
電話 03(3816)2853　FAX 03(3816)2895

検印省略

印刷　株式会社 真興社　ISBN978-4-88002-753-1　　郵便振替 00120-8-191625

- 本書の複製権・翻訳権・上映権・譲渡権・公衆送信権（送信可能化権を含む）は株式会社新興医学出版社が保有します.
- 本書を無断で複製する行為，（コピー，スキャン，デジタルデータ化など）は，著作権法上での限られた例外（「私的使用のための複製」など）を除き禁じられています．研究活動，診療を含み業務上使用する目的で上記の行為を行うことは大学，病院，企業などにおける内部的な利用であっても，私的使用には該当せず，違法です．また，私的使用のためであっても，代行業者等の第三者に依頼して上記の行為を行うことは違法となります.
- JCOPY〈(社)出版者著作権管理機構　委託出版物〉
本書の無断複写は著作権法上での例外を除き禁じられています．複写される場合は，そのつど事前に，(社)出版者著作権管理機構（電話 03-3513-6969，FAX03-3513-6979，e-mail：info@jcopy.or.jp）の許諾を得てください.